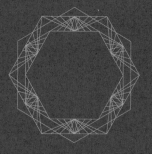

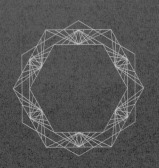

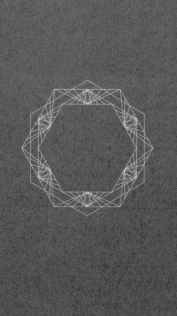

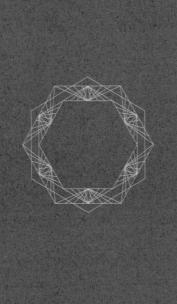

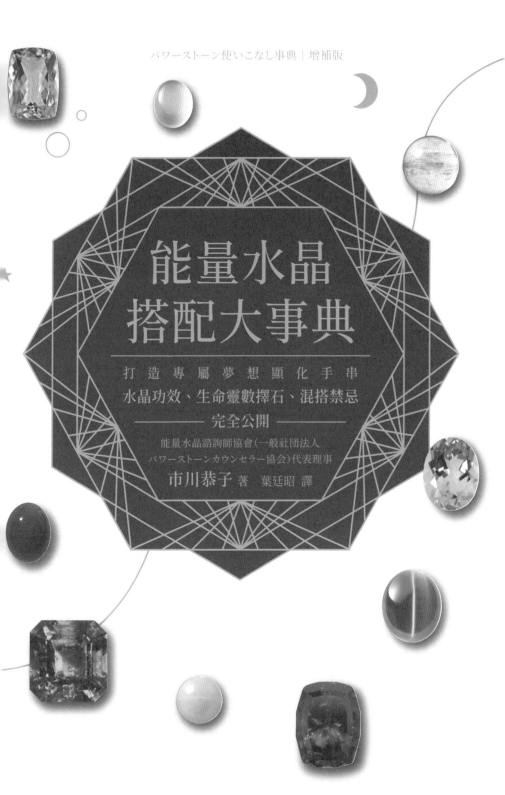

能量水晶
搭配大事典

打造專屬夢想顯化手串
水晶功效、生命靈數擇石、混搭禁忌
—— 完全公開 ——

能量水晶諮詢師協會（一般社團法人
パワーストーンカウンセラー協会）代表理事

市川恭子 著　葉廷昭 譯

前 言

學習善用你的能量水晶吧！

　　能量水晶可以強化我們的心智，因此不該當成普通的裝飾品配戴。配戴能量水晶要有堅定的信心和渴望，相信能量水晶一定會帶給我們幸福。只要懷抱信心配戴能量水晶，任何人都能獲得幸福，奇蹟一定會找上門來。

　　二十年前我開始提供客戶能量水晶，多年來深入鑽研此道，我也親眼見證過無數的奇蹟發生。

　　能量水晶會察覺主人的心思，你的信心和渴望無限大，能量水晶的功效也無限大。

　　我自己也經歷過許多不可思議的奇蹟。能量水晶曾經治好我的癌症，讓我安全度過意外事故。

　　能量水晶形同地球的一部分，任何人都可以從中獲得恩惠。我們每個人其實都生活在地球這顆能量石上，從這個角度來看，你就知道能量水晶有多了不起。

　　請懷著感恩的心情，把你的夢想託付給能量水晶吧！

選擇和活用能量水晶的方法

步驟一 ｜ 選擇自己的能量水晶

　　選擇能量水晶的方法很多，最常見又簡單的方法，就是配合自己當下的心情和願望，選擇合適的能量水晶。每一種能量水晶都有不同的效果，請依照不同的需求配戴。看當天的心情來搭配能量水晶也是個好方法！

　　假如你有非實現不可的願望，或是有急欲解決的煩惱，我也建議你這種方式挑選。切記，在願望實現之前要一直戴在身上，而且隨時觀想自己成功的模樣。剛開始配戴你可能毫無感應，但過一段時間，你會感受到自己的成長，你的能量和礦石的能量會產生共鳴，效果將非常顯著。

　　沒有具體的願望或煩惱也不打緊，一輩子戴著特定的守護石就好，我建議各位專門戴一種守護石。守護石是根據出生年月日推算出來的，可以守護你一輩子，指引你人生的方向。

　　熟悉了能量水晶的選擇方法後，試著靠靈感來挑選能量水晶吧。各位聽到靈感二字，或許會覺得太抽象，不好體會。其實我們每個人，或多或少都有

一些說不上來的直覺對吧。挑選能量水晶，這種直覺非常重要。當你對能量水晶有特殊的直覺，就代表你和那種能量水晶之間產生了共鳴。

總之，挑選能量水晶的時候，不要只考慮到自己現在的狀況，你必須想像未來願望實現以後會是什麼樣子。這個想法也相當重要。

步驟二 ｜ 實際配戴能量水晶！

你可以做成手環、飾品，或是直接配戴原石……。方法很多，請挑選適合自己的方法，戴著能量水晶一起生活吧。

步驟三 ｜ 善用能量水晶

得到了能量水晶後，光是戴在身上很難感受到效果。本書有許多善用能量水晶的方法。

首先，請找到自己的能量水晶在哪一頁，當中有記載使用方法、搭配方法，以及不能混搭的水晶種類。在正式使用之前，請先翻閱一百四十二頁的專欄。

我在能量水晶諮詢師協會，研究能量水晶將近二十年，培育了許多優秀的顧問和能量水晶的專家。

到底什麼是能量水晶？
我的能量水晶夠力嗎？
如何有效活用能量水晶？

我寫這本書，就是要解決上述提到的問題。

各位遇到問題，也不妨實際請教一下身旁的能量水晶顧問。

能量水晶不只能當成手環和飾品，你也可以放在家中或職場，都有開運的效果。本書也有介紹相關的活用方法。

請挑選適合自己的方法吧。

能量水晶諮詢師協會
代表理事市川恭子

Contents

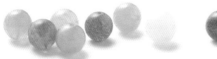

善用能量水晶的方法

✳ 用語解說 ✳

本書中有一些比較難懂的詞彙，
在此解說一下。

接地氣：本來是指雙腳踩在地
上，引申為腳踏實地、審時度勢
的意思。

內含物：寶石中可能會含有一些
固體、液體、氣體或紋理。

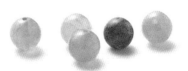

依照願望和心情來挑選

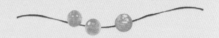

當你想要擁有能量水晶，都是怎麼挑選的呢？配戴能量水晶，不外乎是想實現願望，或是改善自己的心情。接下來，我會介紹這種最具代表性的挑選方法，同時說明哪些能量水晶有提升運勢的基本作用。平常客戶碰到的各種疑難雜症，我也會一併介紹解決方法。

首先，請冷靜下來好好想一想，你現在有什麼煩惱？
或是想要改善什麼問題？
是跟錢有關的問題嗎？
你想實現的願望，跟戀愛有關嗎？
還是你有健康上的煩惱？人際關係的煩惱？

能量水晶會賜予你能量，協助你調適心情。
不過，有件事千萬不要忘記。真正能幫你實現願望的，是你自己。能量水晶只是提供一點輔助罷了。你要有足夠的渴望和行動力，才能徹底發揮能量水晶的功效。請不要凡事依賴能量水晶，把能量水晶當成趨吉避凶的護身符吧。

晶瑩璀璨的礦石
財運
money

晶瑩璀璨的能量水晶，有增進財運的效果。基本上，白色到金色的色階都是提升財運不可或缺的顏色，黃色也是。這些顏色的能量水晶，也有增進財運的效果。掛在醒目的地方，好比當成耳環或項鍊效果更好。

推薦的能量水晶

髮晶

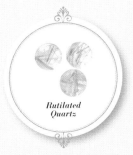

Rutilated Quartz

髮晶多半是金色的，所以也是很受歡迎的財運水晶。尤其髮晶有很強的能量，光是拿在手上就有種溫熱感。跟其他能量水晶搭配，可以引出其他礦石的能量，產生強大的共鳴，發揮相得益彰的效果。

黃鐵礦

像黃金一樣閃閃發光的黃鐵礦，也很適合用來提升財運，光是欣賞就有不錯的神效。而且黃鐵礦的能量奇高，也有很棒的避邪效果。想提升財運、增加儲蓄的人，我建議配戴黃鐵礦。

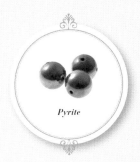

Pyrite

黃水晶

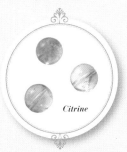

Citrine

閃耀金光的黃水晶，可以打破你對金錢的心理障礙，又能帶來希望之光，解除煩憂。另外，這種能量水晶也有提升工作運勢的效果，在關鍵時刻或壓力大的時候，我也建議配戴黃水晶。

戀愛運

戴在身上會讓你更溫柔

love

提升戀愛運的能量水晶，都有吸引人心的強大魅力。因此關鍵在於，你要先珍惜自己，過上開朗愉快的生活。這些是象徵女性特質的能量水晶，可以讓感情更加豐沛，培養溫柔體貼的性格。配戴這種能量水晶後，請觀想自己最耀眼的模樣。

推薦的能量水晶

紅紋石

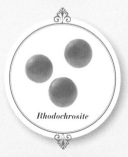

Rhodochrosite

想提升戀愛運和吸引力，這是最具代表性的能量水晶了。外觀看上去也非常華麗，戴在身上有種熱情豔麗的風采，而且可以讓你每天過得更愉快，感情也更加豐富。

粉紅蛋白石

又為稱為邱比特石，可以為你的戀情帶來新的邂逅和變化。如果你即將展開一段全新的關係，戴上粉紅蛋白石會帶給你心動的感受。想要追求邂逅，或是改善自己和伴侶的關係時，很適合配戴粉紅蛋白石。

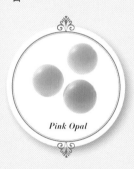

Pink Opal

粉晶

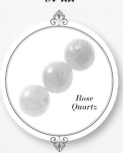

Rose Quartz

粉晶號稱女性的護身符，會守護你的戀情。持有粉晶的人會更有魅力，生活也會更加幸福。穩重的淡粉紅色，很適合搭配任何一種能量水晶，能夠調和其他水晶，增進每一種能量水晶的魅力。

幫助彼此成長的能量水晶
結婚運
marriage

想結婚的話，配戴這些能量水晶特別有效。有些能量水晶具有增進溝通能力的效果，下面介紹的這些能量水晶，可以幫助你更了解對方，慢慢培育彼此的感情，是具有成長效用的能量水晶。而且會守護你的戀情，讓你更加善解人意。

推薦的能量水晶

海藍寶

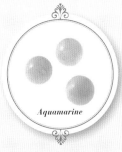

Aquamarine

半透明的粉藍色能量石，能夠強化你和另一半的關係，幫助你們修成正果。而且可以深化家庭關係，讓家庭更圓滿。

月光石

這是一種很受情侶歡迎的能量石，乳白色的寶石中會散發淡淡的藍色光暈，看起來非常漂亮。月光石會增強戀人之間的信心，深化彼此的羈絆。其他顏色的月光石也有同樣的效果。

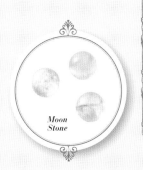

Moon Stone

摩根石

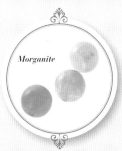

Morganite

這種能量石從半透明的桃紅色到粉紅色都有，可以帶給你犧牲奉獻的愛意，讓你們更體貼彼此，一起長相廝守。

懷孕、生產

pregnancy

女性懷孕的那一刻，可以體會到身為女性的幸福，相信很多人都有同樣的感受。為了迎接新生命到來，你需要能量水晶來替身心做好準備。能量水晶也能助你安心生產。

推薦的能量水晶

血滴石

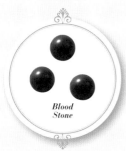

Blood Stone

在深綠色中又帶一點血色外滲，所以血滴石是代表生命誕生的能量石。這種礦石對求子方面特別有效。

橙月光石

這是一種淡橘色的能量水晶，月光石本身就有結緣的能量，再加上橘色的活力，在迎接新生命時會發揮強大的效力。

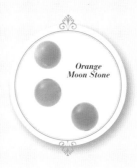

Orange Moon Stone

珍珠貝母

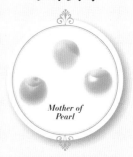

Mother of Pearl

珍珠貝母本來是包覆珍珠的貝殼，具有溫柔守護的力量，就好像養育嬰兒的慈母。這種能量石會保護你們母子均安。

健康運

做成手環隨身配戴

health

這些能量水晶有促進健康的功效，不同的症狀需要各種不同的能量水晶。全身上下疲倦不堪，或是胃腸狀況不好、身體虛寒、膚質變差，遇到各種症狀都可以配戴這類礦石。做成手環隨身配戴，對提升健康運最有效了。

黑尖晶石

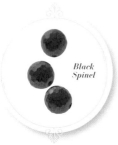

Black Spinel

黑亮的黑尖晶石會在你缺乏元氣的時候，帶給你活力，淨化你疲勞的身心，幫助你保持能量的平衡，進一步強化能量。

石榴石

在身體虛寒的時候，建議可以配戴顏色深紅如血的石榴石，有促進血液循環，為身體帶來活動以及活化的效果。

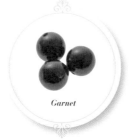

Garnet

葡萄石

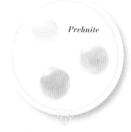

Prehnite

葡萄石像膠原蛋白一樣，給人溫潤的感覺，可以讓你青春永駐、常保健康。而且葡萄石有強化意志力的功效，減肥時也適合配戴。

帶給你新的邂逅，修復破損的人際關係

人際關係

communication

這些能量水晶有改善人際關係的效果，能提升你的同理心和包容力，是人際關係最佳的潤滑劑。如果你跟別人處不好，或是對人際關係感到疲倦、想要交一些新朋友，請挑選合適的能量水晶配戴。這些能量水晶會協助你解決人際問題。

推薦的能量水晶

紫水晶

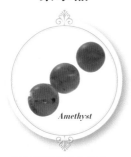

Amethyst

當你跟別人發生衝突，不曉得該如何化解溝通障礙時，很適合配戴這種能量水晶。紫水晶會讓你平心靜氣，產生同理心，對解決問題很有幫助。紫水晶非常可靠，堪稱是人際關係的潤滑劑。

藍紋瑪瑙

藍紋瑪瑙又稱為友誼之石，可以讓你找到自己的知己，具有非常神祕的效果。藍紋瑪瑙會維繫你的良緣，化解人際關係的壓力。

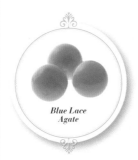

Blue Lace Agate

海藍玉髓

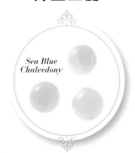

Sea Blue Chalcedony

海藍玉髓具有非常溫和的能量，也是會幫你維繫良緣的能量水晶。當你對人際關係感到疲憊時，這種礦石也有調適心情的作用。

利用能量水晶消災解厄
趨吉避凶
break the jinx

有些能量水晶具有守護、驅邪、消災、增進交通安全的涵義。這類能量水晶都有趨吉避凶的效果，可以抵擋外部不好的能量，保護你的氣場。另外，免疫力降低、身心嚴重失調的時候，配戴這種礦石也很有效。耳朵、脖子、左手是人體氣脈的關竅，戴在這些部位上特別有效。

推薦的能量水晶

縞瑪瑙

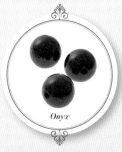

Onyx

又黑又酷的縞瑪瑙，堪稱最強的護身符，可以祛除疾病和災難。適合給小孩戴在身上，或是當成交通安全護身符隨身攜帶。

青金石

綻放藍色光芒的青金石，是一種非常靈性的能量石，會幫你抵擋負面的超自然能量。而且又有調整靈力的效果，可以讓你生活更平順。

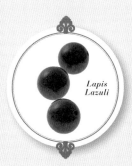

Lapis Lazuli

孔雀石

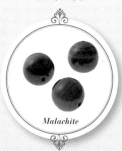

Malachite

黝綠色中帶有斑紋的孔雀石，會中和負面能量，是十分可靠的能量石。你可以保持明確的自我意志，不會被其他人的感情影響。

療癒身心
療癒效果
healing

有療癒效果的能量水晶，都是我們生活中常見的顏色，好比花草的顏色、海的顏色、天空的顏色等等。戴上有療癒效果的能量水晶，可以放下日常的喧囂，品嘗心靈的解放感，對未來的生活充滿希望。身心都獲得解放，自然就有放鬆的效果。

推薦的能量水晶

綠東陵石

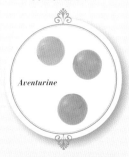

Aventurine

這種綠色半透明的能量石，給人一種森林浴的清新感。放鬆效果特別好，有穩定情緒和消除疲勞的作用，也有助眠的效果，失眠時配戴很有效。

拉利瑪

拉利瑪是非常有魅力的能量石，彷彿凝聚了加勒比海的精華。療癒效果強大，排得上世界前三名，很受大眾歡迎。心情不好或情緒不安時，拉利瑪會溫柔守護你。

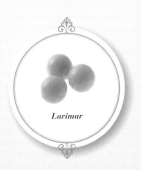

Larimar

螢石

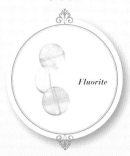

Fluorite

這是一種極具透明感的美麗寶石，光是欣賞就有淨化內心的作用。螢石會消除負面的氣場，讓你的內心常保清淨。

解放心靈、勇往直前！

消除心靈創傷

trauma

充滿淨化能量的礦石，用來化解心靈創傷特別有效。當你
碰到精神上的障礙，或是遲遲無法打破現狀時，配戴這些
能量水晶很有效。淨化的能量會帶給你突破現狀的勇氣，
白水晶和綠幽靈水晶配戴在右手上，有絕佳的淨化效果。

推薦的能量水晶

白水晶

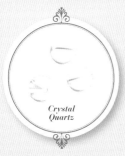

Crystal Quartz

閃耀透明光澤的白水
晶，會淨化過去的創傷
和壓力，是一種相當可
靠的能量水晶。想要消
除心靈創傷時，建議配
戴在右手上，右手是氣
脈的關竅。

綠幽靈水晶

綠幽靈水晶是一種很像
含有青苔的能量水晶，
這種水晶充滿自然的能
量，可以淨化不好的回
憶。想要消除心靈創傷
時，建議配戴在右手
上。

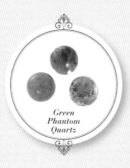

Green Phantom Quartz

紫鋰輝石

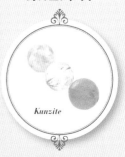

Kunzite

這是一種極具透明感的
粉紫色能量石，可以淨
化戀愛和感情上的心靈
創傷。過去發生的不好
回憶，全都會化為幸福
的資糧，紫鋰輝石是非
常不可思議的能量石。

增進內在魅力的能量水晶
增強信心
confidence

這些能量水晶會強化你的優點，讓你更注意自己的內在，
想要提升自信的時候，配戴這種礦石特別有效。誠實面對
自己，不再跟其他人比較，就能創造全新的可能性。

推薦的能量水晶

天河石

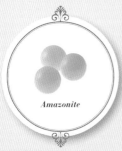

Amazonite

天河石的粉綠色相當可
愛，戴上天河石能按照
自己的步調做事，不會
再跟其他人比較。這是
一種強化你自信的能量
石，當你遇到瓶頸遲遲
無法進步，我建議你配
戴天河石。

煙晶

咖啡色的煙晶有消除內
心不安，激發潛在能力
的效果。從事技術性或
創作職業的人，建議配
戴煙晶。

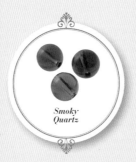

Smoky Quartz

拉長石

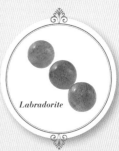

Labradorite

這種灰色半透明的能量
石，帶有一些藍色的光
澤，看起來非常美麗。
拉長石的靈性可以讓你
接收大地的能量，你會
更快冷靜下來面對現
實。

在商場和學業上無往不利

達成目標！

objective

這些象徵陽性特質的能量水晶，會帶給你堅定的意志和精神力，有助於達成目標。達成目標的那一刻，正是機運和努力開花結果的完美瞬間。這些能量水晶會強化你的洞察力，激發不服輸的精神力和堅忍不拔的行動力。

推薦的能量水晶

翡翠

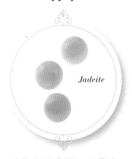

Jadeite

淡綠色的翡翠，有帶來繁榮和成功的效果，自古以來就受人崇拜。這種能量石會促進精神成長，讓你的努力開花結果。

太陽石

這種能量石呈現半透明的橘色，裡面又有類似金箔的物體。
這是象徵領袖氣質的能量石，強大的能量會帶來全新的氣象。

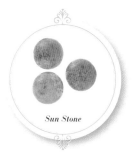

Sun Stone

虎眼石

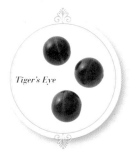

Tiger's Eye

咖啡色配上黃色，看起來就像老虎眼睛。這種能量石會提升工作運和財運，非常受歡迎。虎眼石會強化你的洞察力，讓你迅速掌握環境變化。有了虎眼石，你會充滿行動力，勇於抓住機會。

選擇你的守護石

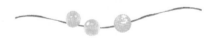

用出生年月日可以算出「生命靈數」，
有了生命靈數就能查出你的守護石。
出生年月日從你誕生那一刻就不會更改，
一輩子都能代表你這個人。

只要你得知自己的生命靈數，不但能查出適合你的守護石，
你也會了解自己這一生需要哪些能量水晶。

✳ 計算生命靈數的方法 ✳

把你的出生年月日，用加法一直加下去，直到剩下個位數為止。

假設你是1991年6月5日出生，

$1 + 9 + 9 + 1 + 6 + 5 = 31$

$3 + 1 = 4$

⇒請參照生命靈數 **4** 的欄位

假設你是1968年11月28日出生

$1 + 9 + 6 + 8 + 1 + 1 + 2 + 8 = 36$

$3 + 6 = 9$

⇒請參照生命靈數 **9** 的欄位

※如果算出來最後是「11」或「22」，
那這就是你的生命靈數（不要算成「2」或「4」）。

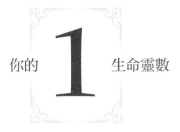

你的 **1** 生命靈數

你在任何情況下
都充滿能量，
熱情無比

守護石
虎眼石

這種能量石也有提升工
作運和財運的效果，相
當受歡迎。虎眼石會強
化你的洞察力，讓你迅
速掌握環境變化，你會
勇於抓住機會。

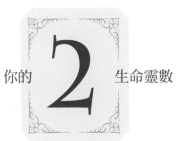

你的 **2** 生命靈數

你溫柔
又懂得變通，
而且樂於助人

守護石
紫水晶

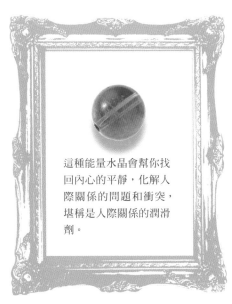

這種能量水晶會幫你找
回內心的平靜，化解人
際關係的問題和衝突，
堪稱是人際關係的潤滑
劑。

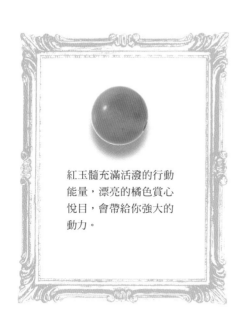

紅玉髓充滿活潑的行動
能量，漂亮的橘色賞心
悅目，會帶給你強大的
動力。

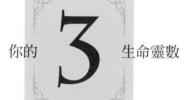

你的 **3** 生命靈數

你天真開朗
又討喜，
充滿了各種點子

✳

守護石
紅玉髓

你的 **4** 生命靈數

你重視家庭、
追求安定，
有點擇善固執

✳

守護石
煙晶

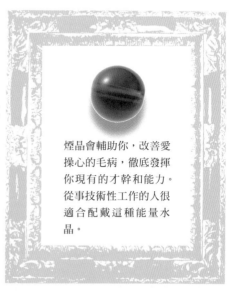

煙晶會輔助你，改善愛
操心的毛病，徹底發揮
你現有的才幹和能力。
從事技術性工作的人很
適合配戴這種能量水
晶。

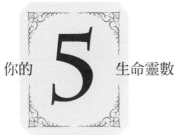

你的 **5** 生命靈數

你充滿好奇心
和靈活思維，
為人自由奔放

✳

守護石
髮晶

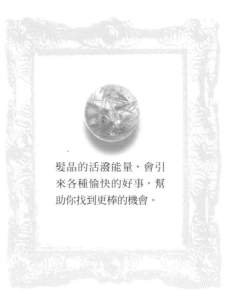

髮晶的活潑能量，會引
來各種愉快的好事，幫
助你找到更棒的機會。

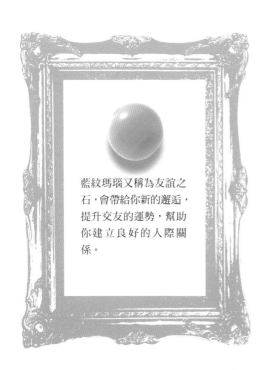

藍紋瑪瑙又稱為友誼之
石，會帶給你新的邂逅，
提升交友的運勢，幫助
你建立良好的人際關
係。

你的 **6** 生命靈數

你平易近人，
無時無刻
都充滿愛心

✳

守護石
藍紋瑪瑙

你的 **7** 生命靈數

你嚮往
精神安定，
擁有研究家的精神

✷

守護石
縞瑪瑙

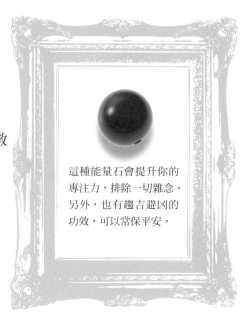

這種能量石會提升你的
專注力，排除一切雜念。
另外，也有趨吉避凶的
功效，可以常保平安。

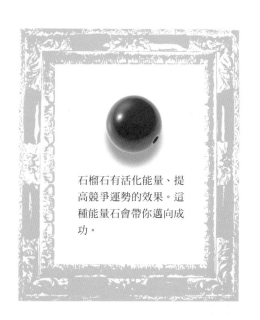

石榴石有活化能量、提
高競爭運勢的效果。這
種能量石會帶你邁向成
功。

你的 **8** 生命靈數

你充滿責任感，
喜歡競爭
和成果

✷

守護石
石榴石

你的 **9** 生命靈數

你有無可比擬的
堅強與溫柔，
能夠包容一切

＊

守護石
海藍寶

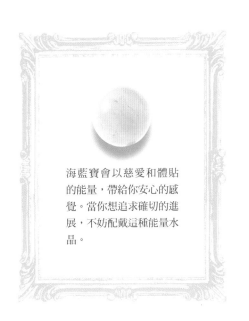

海藍寶會以慈愛和體貼
的能量，帶給你安心的感
覺。當你想追求確切的進
展，不妨配戴這種能量水
晶。

你的 **11** 生命靈數

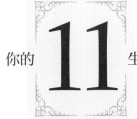

你天生充滿靈性，
是我行我素的
藝術家類型

守護石
拉長石

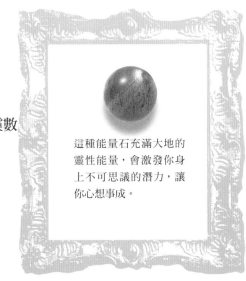

這種能量石充滿大地的
靈性能量，會激發你身
上不可思議的潛力，讓
你心想事成。

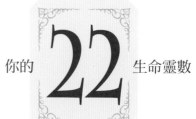

你的 **22** 生命靈數

你具備強大的能量，
有統御大眾的
領袖魅力

＊

守護石
翡翠

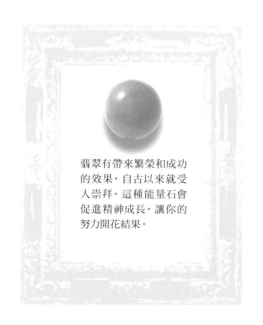

翡翠有帶來繁榮和成功的效果，自古以來就受人崇拜。這種能量石會促進精神成長，讓你的努力開花結果。

選擇能量水晶的方法 3

依照直覺挑選

當你想靠直覺挑選能量水晶，心中自然會產生靈感，
接收到宇宙傳來的訊息。
這時候，不必拘泥是不是守護石或功效如何，靠直覺挑選就好。

＊ **以下這些狀況就是
直覺發揮作用的證明**

・某一款能量水晶，特別吸引你的注意。

・感覺有一款能量水晶特別耀眼。

・觸摸能量水晶，好像有一股溫度。

・觸摸能量水晶，好像有種說不出的清爽感。

恭子 ＊ **我的挑選方式**

我在幫客人挑選能量水晶的時候，也會盡量善用靈感。這時候，腦海中會猛然浮現某一些能量水晶，但光靠靈感還不夠，我會做一個O環測試，確認哪一種比較合適。

※ O環測試就是用手指做一個圈，放在能量水晶上面。遇到不合適的能量水晶，手指會自動鬆開。

給你滿滿的
必要能量

能量水晶搭配
寶典

不能互相搭配的能量水晶

有些能量水晶的主體性太強，搭配其他能量水晶難以產生共鳴，甚至會降低其他能量水晶的功效。因此，本章會介紹「不能互相搭配的能量水晶」（僅限本書介紹的礦石種類）。

要小心搭配的能量水晶
● 縞瑪瑙
● 天眼石

這兩種能量石都有很強大的守護效果。可以提升你的內在專注力，抵擋周圍的影響，讓你不會隨波逐流。因此，當你配戴一些有吸引力的能量水晶，這兩種能量石反而會降低其效能（不能搭配的能量水晶：橙月光石、紫鋰輝石、粉紅蛋白石、摩根石、紅紋石、薔薇輝

石）。

另外，有些能量水晶的效果需要慢慢感受，搭配這種能量水晶，你就感受不到效果了。

（不能搭配的能量水晶：海藍寶、霰石、天使石、月光石）。

會讓內在產生變化的能量水晶，也不能搭配這兩種能量水晶，不然能量會相沖（不能搭配的能量水晶：藍托帕石、拉利瑪）。

● 紅玉髓

這是一種非常實用的能量水晶，具有激發行動力的開朗能量。搭配靈性的能量水晶，兩種的能量會相沖。

（不能搭配的能量水晶：藍銅礦、舒俱徠石、紫龍晶、孔雀石、青金石）。

海藍寶

數字 9 的
守護石

想要好好了解彼此，讓關係更進一步

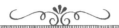

綠柱石家族的一員

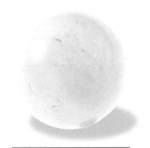

礦石的能量和效果	
能量	✦✦✦
戀愛	✦✦✦✦✦
結婚	✦✦✦✦✦

慢慢來不要急

如何使用
能量水晶

海藍寶的能量流動非常緩慢，會以自然的方式改變現狀。所以不要焦急，保持順勢而為的心態配戴在身上就好。

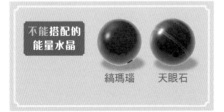

不能搭配的
能量水晶

縞瑪瑙　　天眼石

✳ 適用時機

會被海藍寶吸引*的人，通常也有穩定情緒的需求。或許你想待在喜歡的人身旁，滿足安心的感覺。當你希望雙方關係更進一步，心中產生共結連理的欲望，海藍寶的能量一定能幫上忙。

✳ 特色

海藍寶是「綠柱石」的一種，也是三月的誕生石。具有淡藍色的光澤，在光源下可以看出斑紋，表面還有一些紋理。通常透明度較高的海藍寶，等級較高。同為綠柱石的還有摩根石、祖母綠，都是十分稀有又受人喜愛的礦石。

✳ 效果

當你跟另一半想要好好了解彼此，慢慢培養感情的時候，用海藍寶特別有效。海藍寶受歡迎的另一個原因是，可以幫你修成正果，深化家人之間的情感。海藍寶具有柔和的波動，能以緩慢而順其自然的方式取得進展。

＊編註：文中的吸引是指能量上的吸引，與單純被礦石外觀吸引不同。

❋ 海藍玉髓

平復
你的心情

能量	✦✦✦
人際關係	✦✦✦✦✦
安定情緒	✦✦✦✦✦

這是一種具有鮮豔色彩的玉髓，湛藍的顏色彷彿大海一般，拿在手上欣賞就有穩定情緒的效果，心情也會變得開朗愉快。摸起來質感光滑，有點像是玻璃珠的感覺。

✚ 搭配效果

海藍寶和海藍玉髓顏色相近，能量可以完美融為一體。戴在身上能穩定情緒，讓情侶間的關係更加緊密。情緒起伏較大時戴在身上，也有恢復冷靜的效果。

❋ 藍紋瑪瑙

為你帶來良緣，
促進個人成長

能量	✦✦✦✦
人際關係	✦✦✦✦✦
邂逅	✦✦✦✦✦

數字 6 的守護石

藍紋瑪瑙又稱為友誼之石，會幫助你找到知己。你會遇到可以安心在一起的對象，彼此一見如故。

✚ 搭配效果

搭配海藍寶戴在身上，會為你帶來良緣，幫助你成長。你會設身處地替對方著想，溝通能力也會大有進步。

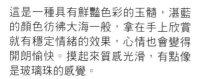

搭 配 種 類

❋ 月光石

深化你和
另一半的感情，
助你修成正果

能量	✦✦✦✦
人際關係	✦✦✦✦✦
戀愛	✦✦✦✦✦

又稱為情侶之石，會散發溫和的波動，深化情侶的關係。關鍵在於相互體貼的心意，要時時刻刻為對方著想，月光石會帶給你支持對方的勇氣。

✚ 搭配效果

海藍寶和月光石，都有深化感情和修成正果的功效。而且能提升彼此的信念，你們在生活中會更關懷對方。

❋ 摩根石

讓你們的關係
更進一步

能量	✦✦✦✦✦
戀愛	✦✦✦✦✦
奉獻	✦✦✦✦✦

摩根石和海藍寶都屬於「綠柱石」，是充滿溫和愛意的能量石，能培育相知相惜的心意。而且可以激發出你的愛意，心甘情願為愛奉獻。想要共結連理時，不妨使用這種能量石。

✚ 搭配效果

摩根石和海藍寶都會提供必要的輔助，讓你們的關係更進一步。這兩種礦石會引導你們從邂逅走向安定，再從安定走向婚姻。

綠東陵石

當你需要休息，綠東陵石有調適身心的作用

又稱印度翡翠、砂金石

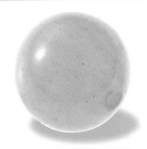

礦石的能量和效果

能量	✦✦✦
療癒力	✦✦✦✦
心靈安定	✦✦✦✦✦

幫你放鬆身心

如何使用能量水晶

這種能量水晶又號稱「休息之石」，可以私下配戴就好，好比睡覺或休息的時候。綠東陵石會消除平日工作的緊繃情緒，讓你處於放鬆的狀態。

不能搭配的能量水晶　沒有

可以搭配
任何能量石。

✳ 適用時機

你會被綠東陵石吸引，代表你很需要療癒和安寧。綠東陵石充滿自然能量，會提供溫和的療癒效果，就好像在做森林浴一樣。當你心靈疲憊、缺乏衝勁，綠東陵石的能量會為你帶來幫助。

✳ 特色

綠東陵石又稱為「印度翡翠」（嚴格來說，印度不是唯一的原產地，這也不算是翡翠）。因此很多人以為這是翡翠，實際上綠東陵石是一種石英。綠東陵石取得容易，又有明確的功效，非常受歡迎。也有橘色的種類。

✳ 效果

當你努力過頭、身心俱疲，或是壓力太大的時候，心靈或許已經在哀號了。配戴綠東陵石有放鬆身心的效果，你的心態會更加從容，而且可以幫助改善失眠問題。

✳ 堇雲石

帶給你
開朗愉快的心情

能量	✦ ✦ ✦ ✦
療癒力	✦ ✦ ✦ ✦ ✦
消除障礙	✦ ✦ ✦ ✦ ✦

堇雲石會深入你的潛意識，消除心裡
的障礙。你的人生會往好的方向走，
過上更加充實的生活。

➕ 搭配效果

這兩種能量水晶都有安定人心的效
果，搭配在一起，可以帶動你本有的
開朗和積極正面的心念，讓你恢復最
佳狀態。

✳ 黃水晶

減緩
身體的不適

能量	✦ ✦ ✦ ✦
療癒力	✦ ✦ ✦ ✦ ✦
消除壓力	✦ ✦ ✦ ✦ ✦

黃水晶會幫你消減身心和財務上的壓
力，帶給你心靈上的安定，就好像在
告訴你：「你再也不用擔心了」。

➕ 搭配效果

這種搭配的放鬆效果很強，當你有沉
重的煩惱或憂慮，這種搭配會指引你
找到解決之道，安定心靈。另外，也
能減緩壓力造成的身體不適。

❖ 搭 配 種 類 ❖

✳ 葡萄石

撫你穩定
混亂的心

能量	✦ ✦ ✦ ✦
療癒力	✦ ✦ ✦ ✦ ✦
淨化	✦ ✦ ✦ ✦ ✦

光滑圓潤的葡萄石顏色活像膠原蛋
白，人們也喜歡葡萄石美容保健的效
果。而且放鬆的效果也相當好。

➕ 搭配效果

兩種能量水晶都是森林的顏色，顏色
的濃淡略有差異，卻都具備大自然的
能量，可以消除眼睛疲勞、放鬆身
體，療癒效果很棒。心中的混亂也會
隨之沉靜下來，恢復原有的冷靜。

✳ 綠螢石

幫你的心靈
大掃除

能量	✦ ✦ ✦ ✦
療癒力	✦ ✦ ✦ ✦ ✦
淨化	✦ ✦ ✦ ✦ ✦

極具透明感的螢石，單純欣賞也有淨
化心靈的效果，會排除負面的能量。
你的心靈也會跟著透明，不再產生負
面情緒。

➕ 搭配效果

兩種都是綠色的能量水晶，搭配在一
起會提升療癒的能量，比單獨使用更
加強大。這兩種能量水晶，會把你的
負面心態清乾淨。

Amazonite

天河石

失去自信的時候，幫你找回正面的心態

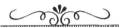

又稱亞馬遜石

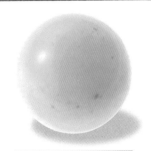

礦石的能量和效果	
能量	✦✦✦✦
心想事成	✦✦✦✦✦
恢復自信	✦✦✦✦✦

如何使用能量水晶

聆聽你的心聲

天河石有溫柔又強大的能量，會引導你消除負面的情感。配戴在身上，請先聆聽你自己的心聲，聽聽你到底想怎麼做？

不能搭配的能量水晶

沒有

可以搭配任何能量石。

✳ 適用時機

你會被天河石吸引，代表你可能表現失常、急功躁進，心情十分不安對吧。請先靜下心來，告訴你自己，你是一個很出色的人。天河石的能量會幫你找回自信。

✳ 特色

不同產地的天河石顏色也不一樣，俄羅斯產的天河石有斑紋，其他產地的天河石都是純粹的藍綠色。南美產的天河石等級比較高，表面閃閃發光。這種礦石硬度不夠，要小心避免碰撞。另外，天河石不要在鹽上放太久，容易造成損傷。

✳ 效果

天河石又稱為「希望之石」，是一種很可靠的存在，會實現你的希望和願望。當你跟別人比較而自慚形穢時，戴上天河石可以找回你的步調，重拾原來的自信。

✳ 煙晶

會幫你實現願望、
開創未來

能量	✦ ✦ ✦ ✦
心想事成	✦ ✦ ✦ ✦
消除不安	✦ ✦ ✦ ✦ ✦

數字 4 的守護石

煙晶會消除你的不安，引導出被埋沒的潛能。當然，要有實際行動才能引導出來，行動也會帶給你自信，讓你相信自己是被需要的。

➕ 搭配效果

這兩種能量水晶都很優秀，可以幫助你心想事成。其實，往往是你自己的心態，阻礙了你想做的事情。不要再找藉口怪別人了，先做你辦得到的事情，就能開創未來。

✳ 綠松石

替你
招來好運

能量	✦ ✦ ✦ ✦ ✦
消災解厄	✦ ✦ ✦ ✦
交通安全	✦ ✦ ✦ ✦

綠松石是幸運的守護石，自古以來就很受重視，會保護出門在外的旅人。有抑制感情波動的效果，保持心靈穩定。綠松石有「自我實現」的涵義，讓你的心態始終保持在最佳狀態。

➕ 搭配效果

綠松石搭配天河石，可以確實感受到天河石的希望能量。這種搭配會招來好運，你再也不會錯失任何一絲機會。

❖ 搭配種類 ❖

✳ 拉長石

強化
你的優點

能量	✦ ✦ ✦ ✦ ✦
心想事成	✦ ✦ ✦ ✦
堅強韌性	✦ ✦ ✦ ✦

數字 11 的守護石

拉長石的灰色代表大地，晶瑩的藍光則代表奇蹟之力。過去你做不到的事情，只要你好好去面對問題，絕對有開天闢地的一天。

➕ 搭配效果

這兩種組合也有心想事成的效果。如果你始終培養不出自信，先拿出耐心去做你擅長的事情就好，保證會克服困境。

✳ 拉利瑪

發掘
你的可能性

能量	✦ ✦ ✦ ✦
療癒力	✦ ✦ ✦ ✦ ✦
改變	✦ ✦ ✦ ✦

號稱三大療癒石之一，擁有非常優異的療癒效果。你會接收到很多未來能量，充滿安心的感覺。

➕ 搭配效果

這兩種能量水晶都是大海的顏色，搭配在一起，有穩定心靈的作用，對未來的期待感也會大幅增加。不管面對任何情況，都能發掘出你的可能性。

紫水晶

你的人際關係會更為圓滑，需要冷靜的時候建議配戴！

也稱紫石英

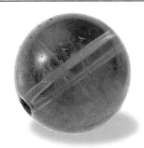

礦石的能量和效果

能量	✦✦✦✦
人際關係	✦✦✦✦✦
心靈穩定	✦✦✦✦✦

如何使用
能量水晶

**受失眠所苦
的時候**

紫水晶又稱作夜晚的能量水晶，可以
對應失眠問題，讓你好好睡上一覺，
再也不失眠。

**不能搭配的
能量水晶**　　沒有

可以搭配
任何能量石。

❋ 適用時機

你會被紫水晶吸引，代表你可能
認為身旁有人要傷害你，或者你
沒辦法跟別人互通心意。請先放
下你的成見，主動打開心房吧。
紫水晶的能量會帶給你安心感。

❋ 特色

紫水晶顧名思義，就是紫色的水
晶。一般被當成二月的誕生石，
表面摸起來像玻璃，有的紫水晶
中還有包裹物。紫水晶在所有水
晶當中，擁有最強大的能量，有
時候也被當成高維度的礦石。近
來半透明的薰衣草紫水晶很受歡
迎。紫水晶不喜歡太陽，不要在
陽光下曝曬太久。

❋ 效果

這種能量水晶會讓你冷靜分析對
方的心情，有助於增進人際關
係。配戴在身上以後，不要把對
方當成假想敵，先試著了解對方
的想法，看看對方想傳遞什麼樣
的訊息，你會注意到自己內心善
解人意的部分。

✳ 紫黃水晶

有統合人心的
作用

能量	✦ ✦ ✦ ✦ ✦
人際關係	✦ ✦ ✦ ✦ ✦
療癒力	✦ ✦ ✦ ✦ ✦

這是一種很美麗的能量水晶，水晶中有紫色和黃色，會形成紫色和黃色的色彩漸層。能夠幫你減輕人際關係的壓力。

✚ 搭配效果

這種搭配方式，會在各種人事物之間搭起一道無形的橋梁。人與人之間會獲得聯繫，生理和心理會獲得聯繫，男性和女性之間也有這種效果。聯繫會帶來全新的可能性。

✳ 縞瑪瑙

消除一切
人際關係的煩惱

能量	✦ ✦ ✦ ✦ ✦
消災解厄	✦ ✦ ✦ ✦ ✦
專注力	✦ ✦ ✦ ✦ ✦

數字 7 的守護石

這種能量水晶消災解厄的力量最為強大，會保護持有者，消除一切壞事。想要提升專注力時也適合配戴。

✚ 搭配效果

縞瑪瑙的保護效果非常好，搭配紫水晶一起配戴，可以迅速消除人際關係的煩惱。你再也不用鑽牛角尖，這種搭配會改變你的現狀，幫你開拓全新的未來，十分可靠。

❧ 搭配種類 ❧

✳ 藍紋瑪瑙

對人際關係
將充滿期待

能量	✦ ✦ ✦ ✦
人際關係	✦ ✦ ✦ ✦ ✦
邂逅	✦ ✦ ✦ ✦ ✦

數字 6 的守護石

藍紋瑪瑙號稱友誼之石，會幫你找到知己。你會遇到可以安心在一起的對象，彼此一見如故。

✚ 搭配效果

這兩種能量水晶都能有效解決人際關係的煩惱，搭配在一起效果更強大。你會更了解自己的伴侶，獲得勇氣和希望。

✳ 粉晶

安定你的心靈

能量	✦ ✦ ✦ ✦
戀愛	✦ ✦ ✦ ✦ ✦
療癒力	✦ ✦ ✦ ✦ ✦

粉晶也象徵愛情，是非常受歡迎的能量水晶。同時會增加持有者的魅力，讓你過得更加幸福。你對另一半的愛意會更深厚，充滿體貼和關懷之意。

✚ 搭配效果

這種組合會提高你的信心，尤其當你太愛一個人，反而會心生忌妒。搭配紫水晶會緩和你的忌妒心，讓你的愛情溫柔穩重。

霰石

快承受不住壓力的時候，帶給你開朗的能量

又稱文石

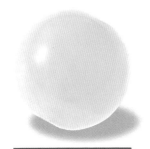

礦石的能量和效果

能量	✦✦✦
療癒力	✦✦✦✦✦
人氣	✦✦✦✦✦

保持善解人意的心
好好戴在身上

如何使用能量水晶

這種能量石的原始型態非常纖細、脆弱，好像千瘡百孔的心靈一樣。只要你保持善解人意的心，好好戴在身上，纖細的能量會轉化為堅強的韌性。

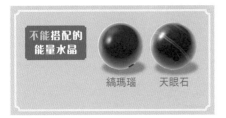

不能搭配的能量水晶

縞瑪瑙　　　天眼石

✳ 適用時機

你會被霰石吸引，代表現在的你可能有些貪心，希望凡事都想照自己的意思來。請先放下你的控制欲，關注霰石自然散發的光彩吧。如此一來，你身邊就會有許多仰慕者。

✳ 特色

霰石基本上以黃色為主（也有藍色的），如果長時間泡在水裡，會讓質感會產生變化。霰石也不喜歡陽光，請勿長時間曝曬在陽光下。

✳ 效果

簡單說，霰石是一種可以提升人氣的能量石。使用霰石廣結良緣、拓展人脈，也會間接提升你的財運。另外，霰石有非常開朗的能量，周圍的氣氛也會跟著開朗起來。

✳ 綠東陵石

徜徉在療癒的
能量中

能量	✦ ✦ ✦
療癒力	✦ ✦ ✦ ✦
心靈穩定	✦ ✦ ✦ ✦ ✦

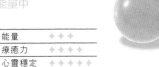

配戴綠東陵石給人一種森林浴的感覺，具有相當高的療癒效果。放鬆效果也是一流，對穩定情緒和消除疲勞很有幫助。

➕ 搭配效果

這兩種礦石會在你需要放鬆時，釋放出最溫柔的能量。這股療癒力也會影響周圍，屬於一種非常溫和的能量，會幫助持有者。

✳ 玉髓

在人與人之間
架起一道橋梁

能量	✦ ✦ ✦
人際關係	✦ ✦ ✦ ✦ ✦
結緣	✦ ✦ ✦ ✦ ✦

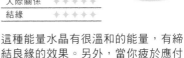

這種能量水晶有很溫和的能量，有締結良緣的效果。另外，當你疲於應付人際關係，玉髓也會調適你的心態。

➕ 搭配效果

這種搭配方式有很好的聯繫作用，就好像在人與人之間架起一道橋梁。配戴在身上會強化你本身溫和的能量，成功建立起彼此的信賴關係。

搭 配 種 類

✳ 珍珠貝母

你會變得
大受歡迎

能量	✦ ✦ ✦
療癒力	✦ ✦ ✦ ✦
母性	✦ ✦ ✦ ✦ ✦

珍珠貝母本來是包覆珍珠的貝殼，具有溫柔守護的能量，彷彿守護幼兒的慈母。會帶給周圍開朗的能量，增進人與人的關係。

➕ 搭配效果

這兩種能量水晶都有締結良緣的效果，你會成為大受歡迎的人物。配戴在身上，全身上下猶如徜徉在溫和的愛意中，大家都會被你吸引。

✳ 粉晶

在無形中
帶動你的人氣

能量	✦ ✦ ✦ ✦
戀愛	✦ ✦ ✦ ✦ ✦
療癒力	✦ ✦ ✦ ✦

粉晶也象徵愛情，是很受歡迎的能量水晶。會提升持有者的魅力，讓你過上幸福快樂的日子。你對另一半的愛意會更深厚，充滿體貼和關懷之意。

➕ 搭配效果

這兩種能量水晶都能提升人氣，而且是在無形中增進你的魅力，不會太過刻意。粉晶會釋放出充滿包容力的自然能量。

琥珀

長期處於緊張狀態，快要承受不住壓力時

不透明的稱為蜜蠟

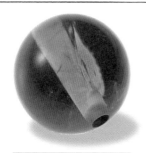

礦石的能量和效果	
能量	✦✦✦✦
財運	✦✦✦✦✦
機會	✦✦✦✦✦

**在關鍵時刻
能派上用場**

**如何使用
能量水晶**

琥珀會吸收你身心的負面能量，就好比植物吸收二氧化碳一樣。在極度緊張或關鍵的時刻都能派上用場。

**不能搭配的
能量水晶**　　沒有

可以搭配
任何能量石。

✳ 適用時機

你會被琥珀吸引，代表你可能長期處於緊張狀態，已經身心俱疲了。琥珀會自然而然地排除你身上的負面能量，讓你找回原有的狀態。

✳ 特色

琥珀是一種很有名的寶石，專指三千萬年以前松柏類的石化樹脂。琥珀本身很脆弱，容易受損，使用時要特別小心。琥珀尤其討厭陽光，請勿長時間曝曬在陽光下；而且也不能長時間接觸到水分和鹽分。

✳ 效果

這種能量石不只會吸收負面能量，還有舒緩緊張的功效，讓你在關鍵時刻得以發揮最完整的力量。因此，在參加考試或比賽時，或是在職場上處理重要工作時，琥珀都會帶給你很大的安心感。

❋ 綠東陵石

為你帶來
嶄新的生命能量

能量	◆ ◆ ◆
療癒力	◆ ◆ ◆ ◆ ◆
心靈穩定	◆ ◆ ◆ ◆ ◆

這是一種療癒力奇高的能量水晶,就好像在做森林浴一樣。放鬆效果也是一流,對穩定情緒和消除疲勞很有幫助。

搭 配 效 果

這兩種都是具有森林能量的礦石,會吸收你的負面能量,進而產生嶄新的生命氣息,就好像植物會吸收二氧化碳,釋放出新鮮的氧氣一樣。

❋ 石榴石

在關鍵時刻
很可靠

能量	◆ ◆ ◆ ◆ ◆
勝利運	◆ ◆ ◆ ◆ ◆
破鏡重圓	◆ ◆ ◆ ◆

數字 8 的守護石

石榴石會提升你的能量,強化你的勝利運勢,讓你的努力開花結果。就好像在告訴你「你已經很努力了,不用擔心有不好的結果」。

搭 配 效 果

這兩種礦石都會在關鍵時刻,助你一臂之力。只要你放輕鬆保持平常心,自然會有好的結果。另外,也有提升免疫力的效果。

搭 配 種 類

❋ 煙晶

緩和你的
緊張情緒

能量	◆ ◆ ◆ ◆
心想事成	◆ ◆ ◆ ◆ ◆
消除不安	◆ ◆ ◆ ◆ ◆

數字 4 的守護石

煙晶會消除你的不安,引導出被埋沒的潛能。當然,要有實際行動才能引導出來,行動也會帶給你自信,讓你相信自己是被需要的。

搭 配 效 果

這兩種寶石都有舒緩緊張的效果,幫助你徹底發揮自己的實力。在關鍵時刻快要承受不住壓力時,先放鬆身心,礦石會幫你找回原有的能量。

❋ 虎眼石

能有效克服
緊張失常

能量	◆ ◆ ◆ ◆ ◆
財運	◆ ◆ ◆ ◆ ◆
工作	◆ ◆ ◆ ◆ ◆

數字 1 的守護石

很多人都用虎眼石來提升財運和工作運勢。虎眼石會強化你的洞察力,讓你迅速掌握環境變化。有了虎眼石,你會充滿行動力,勇於抓住機會。

搭 配 效 果

這兩種礦石都會幫你招來良機,在關鍵時刻讓你徹底發揮實力,對於克服緊張失常很有幫助。在參加重要考試或比賽時,請記得配戴在身上。

天使石

幫你消除內心的芥蒂，原諒自己也原諒別人

硬石膏的一種

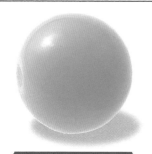

礦石的能量和效果

能量	✦✦✦
戀愛	✦✦✦✦✦
諒解	✦✦✦✦✦

如何使用能量水晶

遭受打擊時
很有效果

這種能量水晶會在你難過時，釋放關懷的能量。碰到難過或無法容忍的事情時，請輕輕握住天使石，吸收礦石溫暖的能量吧。

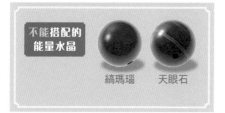

不能搭配的能量水晶

縞瑪瑙　　天眼石

✳ 適用時機

你會被天使石吸引，代表你現在可能有一個原諒別人的機會。如果你無法原諒某個人，或是太在意自己的過去，這個具有「天使」涵義的能量水晶，會溫柔包容你的痛苦。

✳ 特色

顧名思義，這種能量石的名稱由來是「天使」，水藍色的光澤也令人聯想到天空。天使石相當脆弱纖細，使用時要格外小心。天使石尤其討厭陽光，請勿長時間曝曬在陽光下；同樣不能長時間接觸到水分和鹽分。

✳ 效果

這種能量石會培育出深厚的愛情，而且遠遠超出單純的戀愛情感。你會發現人生中真正重要的事物，產生體貼和關懷的心意。天使石也意味著「原諒」，可以淨化你心中的負面感情，讓你過上開心的生活。

❋ 海藍寶

幫你跟另一半
重修舊好

能量	◆ ◆ ◆
戀愛	◆ ◆ ◆ ◆ ◆
結婚	◆ ◆ ◆ ◆ ◆

數字 9 的守護石

海藍寶能夠強化你和另一半的關係，
幫助你們修成正果。而且可以深化家
庭關係，讓家庭更圓滿。當你想追求
確切的進展，不妨配戴這種能量水
晶。

✚ 搭配效果

這兩種能量石都有溫和的藍色，是非
常漂亮的組合。萬一你跟伴侶吵架，
彼此難以心意相通，這種搭配可以縮
短你們的距離，讓你們原諒彼此。

❋ 紫鋰輝石

消除你的
心靈創傷

能量	◆ ◆ ◆ ◆ ◆
戀愛	◆ ◆ ◆ ◆ ◆
消除心靈創傷	◆ ◆ ◆ ◆ ◆

紫鋰輝石可以淨化戀愛和人際關係的
心靈創傷。過去發生的不好回憶，全
都會化為幸福的資糧，紫鋰輝石是非
常不可思議的能量水晶。

✚ 搭配效果

這兩種能量水晶都有消除心靈創傷的
作用，或許你過去曾被別人的無心之
過傷害，這兩種礦石可以強化你的心
靈，讓你再也不受傷。

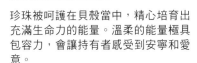

❋ 珍珠

發掘出你的
赤子之心

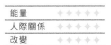

能量	◆ ◆ ◆
戀愛	◆ ◆ ◆ ◆ ◆
愛情	◆ ◆ ◆ ◆ ◆

珍珠被呵護在貝殼當中，精心培育出
充滿生命力的能量。溫柔的能量極具
包容力，會讓持有者感受到安寧和愛
意。

✚ 搭配效果

這兩種能量水晶都有強大的愛情能
量，彷彿慈母的守護，能發掘出你的
赤子之心。戴在身上會有安心感。

❋ 藍托帕石

你會有
原諒別人的機會

能量	◆ ◆ ◆ ◆ ◆
人際關係	◆ ◆ ◆ ◆ ◆
改變	◆ ◆ ◆ ◆ ◆

如果你想改變膠著難解的現狀，藍托
帕石會指引你正確的方向。簡單說，
關鍵在於「誠懇」，當你想對伴侶展
現誠意時，不妨配戴藍托帕石。

✚ 搭配效果

這種搭配方式，會讓你找到你需要的
一切。另外，你也會有原諒別人的機
會，過去膠著難解的問題也會迎刃而
解，心情將豁然開朗。

縞瑪瑙

數字 7 的
守護石

讓你脫離危險，過上快樂的每一天

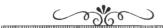

又稱黑瑪瑙

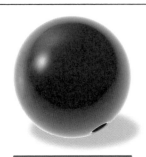

礦石的能量和效果

能量	✦✦✦✦✦
消災解厄	✦✦✦✦✧
專注力	✦✦✦✦✦

戴在身上
就有保護效果

縞瑪瑙的效果就形同「護身符」，不論是配戴在身上，或是做成鑰匙圈或手機吊飾，都非常有效。這是每一個人都該擁有的能量石。

不能搭配的能量水晶	
	紫鋰輝石
	粉紅蛋白石
	藍托帕石
	月光石
海藍寶	摩根石
霰石	拉利瑪
天使石	紅紋石
橙月光石	薔薇輝石

❋ 適用時機

你會被縞瑪瑙吸引，代表你可能對周圍的能量很敏感。或許你感應到危險，或是處於忐忑不安的精神狀態。

❋ 特色

縞瑪瑙的硬度相對來說比較高，不太容易碎裂；而且不怕陽光和水分，保養起來十分簡單。這種能量石有很強的保護效果，能夠抵擋外在的能量，搭配其他能量水晶時要特別謹慎。如果你搭配其他能量水晶配戴，卻感受不到其他礦石的能量，那最好不要搭配在一起。

❋ 效果

縞瑪瑙在任何情況下，都會代替持有者受難，讓持有者平平安安。不只能避開厄運，舉凡人際關係的問題、超自然現象等等，都有守護的效果。

✳ 紫水晶

幫你消除
人際關係的煩惱

能量	✦ ✦ ✦ ✦
人際關係	✦ ✦ ✦ ✦ ✦
心靈穩定	✦ ✦ ✦ ✦ ✦

數字 2 的守護石

這種能量水晶會幫你重拾心靈平靜，尤其在內心不安的時候，有緩和情緒的效果。對療癒失眠也大有幫助。

➕ 搭 配 效 果

紫水晶有化解人際問題的作用，迴避衝突的效果特別好，而且馬上見效。

✳ 白水晶

會產生
良性的循環

能量	✦ ✦ ✦ ✦
淨化	✦ ✦ ✦ ✦ ✦
開運	✦ ✦ ✦ ✦ ✦

白水晶是最萬能的能量水晶，基本上是用來淨化和開運的，會解放持有者的心靈，讓你不再畏畏縮縮。

➕ 搭 配 效 果

白水晶會消除負面能量，保護你不受負面能量侵襲，這種搭配方式會產生良性的循環。

搭 配 種 類

✳ 煙晶

幫你找回自我

能量	✦ ✦ ✦ ✦
心想事成	✦ ✦ ✦ ✦ ✦
消除不安	✦ ✦ ✦ ✦ ✦

數字 4 的守護石

煙晶會消除你的不安，引導出被埋沒的潛能。當然，要有實際行動才能引導出來，行動也會帶給你自信，讓你相信自己是被需要的。

➕ 搭 配 效 果

這種組合會消除內心的黑暗，同時擺脫一切雜念，提升專注力，讓你找回自我。

✳ 青金石

有消災解厄的
效果

能量	✦ ✦ ✦ ✦ ✦
消災解厄	✦ ✦ ✦ ✦ ✦
開運	✦ ✦ ✦ ✦ ✦

這是一種守護效果很好的能量水晶，對超自然現象特別有效，那些看不見的能量再也傷害不了你，又能改變整體的運勢。

➕ 搭 配 效 果

這種組合消災解厄的能力最為強大，可以抵擋任何危害，無時無刻引導持有者走向康莊大道。在生病或大病初癒時，也有恢復體力和及早康復的效果。

橙月光石

帶給你積極正面的心態，建構愉快的人際關係

月光石的一種

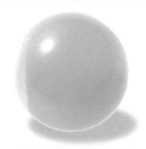

礦石的能量和效果

能量	✦✦✦✦
人際關係	✦✦✦✦✦
求子	✦✦✦✦✦

夫妻最好
一起配戴

如何使用
能量水晶

這種能量石求子得子的效果很棒，建議夫妻一起配戴。兩人的橙月光石會產生共鳴，強化礦石的靈性能量，很快就會有好消息。

不能搭配的
能量水晶

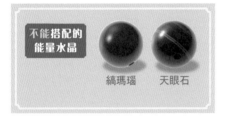

縞瑪瑙　　天眼石

☀ 適用時機

你會被橙月光石吸引，代表你想用積極正面的心態，來面對人際關係。這是一種能量活潑的礦石，會帶給你不一樣的好消息。

☀ 特色

橙月光石是一種純色的能量水晶，也就是全橘色的月光石。有時候表面會綻放出一股金屬色澤，閃閃發光非常漂亮。橙月光石不怕陽光、水分、鹽分，使用起來比較簡單。平常最好放在月光下補充能量。

☀ 效果

女性配戴這種能量水晶，會培育母性。因此，橙月光石又被稱為求子寶石。男性配戴會產生積極正面的能量。

※ 紅玉髓

有提升幹勁的
效果

能量	◆ ◆ ◆ ◆ ◇
戀愛、吸引力	◆ ◆ ◆ ◇ ◇
行動力	◆ ◆ ◆ ◆ ◇

> 數字 3 的守護石

紅玉髓充滿活潑的行動能量，漂亮的橘色賞心悅目，會帶給你強大的動力。

✚ 搭配效果

這兩種能量石都有源源不絕的能量，是一種很活潑的搭配方式，有提升幹勁的效果。

※ 紅髮晶

用來求子
特別有效

能量	◆ ◆ ◆ ◆ ◇
活力	◆ ◆ ◆ ◆ ◇
求子	◆ ◆ ◆ ◆ ◆

這是一種髮晶，看起來就像夾雜了紅髮絲一樣。有活化能量的作用，適合搭配充滿活力的能量水晶，一起配戴在身上會激發出更強大的能量。

✚ 搭配效果

想求子的人最適合用這種搭配。紅髮晶有溫暖身體的效果，女性配戴會調養出適合懷孕的體質。

搭配種類

※ 粉晶

推薦
戀愛新手配戴

能量	◆ ◆ ◆ ◆ ◇
戀愛	◆ ◆ ◆ ◆ ◆
療癒力	◆ ◆ ◆ ◆ ◇

粉晶也象徵愛情，是非常受歡迎的能量水晶。同時會增加持有者的魅力，讓你過得更加幸福。你對另一半的愛意會更深厚，充滿體貼和關懷之意。

✚ 搭配效果

這是一種十分純粹的搭配，對戀愛消極的人適合配戴。

※ 紅紋石

對戀愛會
更加積極

能量	◆ ◆ ◆ ◆ ◇
戀愛	◆ ◆ ◆ ◆ ◆
吸引力	◆ ◆ ◆ ◆ ◇

想提升戀愛運和吸引力，這是最具代表性的能量水晶了。外觀看上去也非常華麗，戴在身上有種熱情豔麗的風采，而且可以讓你每天過得更愉快，感情也更加豐富。

✚ 搭配效果

成熟女性特別適合這種搭配方式，對戀愛會更加積極，也會讓你更加活潑。

綠幽靈水晶

在你需要改變的時候，會帶給你新的氣象和淨化效果

異象水晶的一種

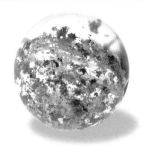

礦石的能量和效果

能量	◆◆◆◆◇
淨化	◆◆◆◆◆
心想事成	◆◆◆◆◇

如何使用能量水晶

戴在氣脈的出口，淨化效果更好

綠幽靈水晶戴在氣脈的出口和入口上，都有非常好的效果，主要會產生淨化的作用。做成手環就戴在右手，做成腳鍊配戴也不錯。

不能搭配的能量水晶 沒有

可以搭配
任何能量石。

✳ 適用時機

你會被綠幽靈水晶吸引，代表你可能想淨化過去，踏出嶄新的一步。而且這種礦石有很強的接地氣能量，想要完成心願時很適合配戴。

✳ 特色

綠幽靈水晶是一種內含綠泥石的水晶，因為裡面包藏的綠泥石呈不規則分布，所以每一顆綠幽靈水晶都有不同的美感。沒看過的人會覺得很驚豔，而且使用起來跟水晶一樣方便，不怕陽光、水分、鹽分。這種能量水晶的自我淨化功能極強，蘊含的能量也豐富，很容易就能感受到效果。

✳ 效果

這種能量水晶會以恢弘的能量淨化你，效果更勝白水晶，凡事也都能取得進展。尤其當你想提升不動產或和土地相關的財運時，很適合配戴。

❋ 綠東陵石

帶給你深沉的
放鬆效果

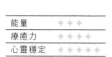

能量	✦ ✦ ✦
療癒力	✦ ✦ ✦ ✦
心靈穩定	✦ ✦ ✦ ✦ ✦

配戴綠東陵石給人一種森林浴的感覺，具有相當高的療癒效果。放鬆效果也是一流，對穩定情緒和消除疲勞很有幫助。

➕ 搭配效果

這兩種能量水晶，讓人聯想到森林和大地。而且搭配在一起使用，會激發出更強大的自然能量。需要徹底放鬆的朋友，建議用這種搭配方式。

❋ 白水晶

有淨化身心的效果

能量	✦ ✦ ✦ ✦
淨化	✦ ✦ ✦ ✦ ✦
開運	✦ ✦ ✦ ✦ ✦

白水晶是最萬能的能量水晶，基本上是用來淨化和開運的，會解放持有者的心靈，讓你不再畏畏縮縮。

➕ 搭配效果

這兩種能量水晶都有很棒的淨化效果，請配戴在氣脈的出口。最好做成手環戴在右手，有了淨化的能量，做任何事都會更快取得成效。

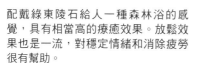

❋ 拉長石

可以常保平靜

能量	✦ ✦ ✦ ✦ ✦
心想事成	✦ ✦ ✦ ✦ ✦
堅強韌性	✦ ✦ ✦ ✦ ✦

數字 11 的守護石

拉長石的灰色代表大地，晶瑩的藍光則代表奇蹟之力。過去你做不到的事情，只要你好好面對問題，絕對有開天闢地的一天。

➕ 搭配效果

這兩種能量水晶都有接地氣的效果，所以實現願望的速度也特別快；你會確實感受到時間的流逝變快。

❋ 髮晶

讓你掌握先機·
心想事成

能量	✦ ✦ ✦ ✦ ✦
財運	✦ ✦ ✦ ✦ ✦
活力	✦ ✦ ✦ ✦ ✦

數字 5 的守護石

這種水晶彷彿夾雜了金色的絲線一樣，金光閃閃的顏色有提升財運的效果，很受歡迎；而且更有「良機到來」的涵義。

➕ 搭配效果

這兩種能量水晶都是很受歡迎的財運礦石，搭配在一起有心想事成的效果，會提供確切的輔助功效。

Garnet

石榴石

有非實現不可的願望，或是想要改變現狀時

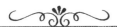

芬達石、沙弗萊也屬於石榴石家族

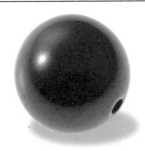

礦石的能量和效果	
能量	◆◆◆◆◆
勝利運	◆◆◆◆◆
破鏡重圓	◆◆◆◆◆

如何使用能量水晶

使用時要多留意周遭狀況

這種礦石有很強大的能量，會讓持有者振作起來。只不過石榴石的正向能量太強，有些人可能會忘了顧及旁人，所以請時時刻刻保持協調性。

不能搭配的能量水晶

可以搭配
任何能量石。

❋ 適用時機

你會被石榴石吸引，代表你可能內心忐忑不安，完全失去了熱情。碰到這種情況時，石榴石能夠溫暖你的身心，帶給你嶄新的活力。這種礦石充滿能量，會讓你產生衝勁。

❋ 特色

石榴石被視為一月的誕生石，是一種深紅色的能量石。硬度很高，很堅固，不必擔心陽光和水分。唯獨無法抵擋鹽分侵蝕，請不要長時間接觸鹽分。石榴石有介於紅色和黑色的色彩漸層，可以欣賞各種角度的美感。

❋ 效果

配戴石榴石，有破鏡重圓和獲得第二次機會的效果。這種能礦石充滿復合的能量，可以維繫快要斷絕的緣分。如果你有想要得到的東西，石榴石也會帶給你勇氣。

✳ 磷灰石

提升你的能量

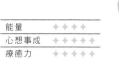

能量	✦✦✦✦✧
心想事成	✦✦✦✦✦
療癒力	✦✦✦✦✧

磷灰石有穩定身心、保持最佳狀態的效果。當你思緒紊亂的時候，也適合配戴這種能量石。

✚ 搭配效果

石榴石會提升活力，磷灰石則帶來安定感，這兩種礦石搭配在一起，會強化身心能量，使能量趨於穩定。

✳ 紫水晶

讓你保持在
健康有活力的狀態

能量	✦✦✦✦✧
人際關係	✦✦✦✦✦
心靈穩定	✦✦✦✦✦

數字 2 的守護石

這種能量水晶可以幫你重拾心靈安定。尤其在內心不安的時候，有鎮定情緒，保持從容不迫的效果。對療癒失眠也大有幫助。

✚ 搭配效果

石榴石有消除身體疲勞的作用，紫水晶則是幫你撫平精神上的疲勞，你的身心會保持在健康有活力的狀態。

搭 配 種 類

✳ 血滴石

做好為人母的
準備

能量	✦✦✦✦✦
活力	✦✦✦✦✧
求子	✦✦✦✦✦

在綠色中又帶一點血色外滲，所以血滴石是代表生命誕生的能量水晶。而且血滴石跟血液有密切的關聯，會促進血液循環，也有振奮情緒的效果。

✚ 搭配效果

這兩種礦石會讓人聯想到血液，所以有緩解虛寒的效果。石榴石和血滴石會幫你做好為人母該做的一切準備。

✳ 紅紋石

有破鏡重圓的
效果

能量	✦✦✦✦✦
戀愛	✦✦✦✦✦
吸引力	✦✦✦✦✦

想提升戀愛運和吸引力，紅紋石最具代表性了。外觀非常華麗，戴在身上有種熱情豔麗的風采，可以讓你每天過得更愉快，感情更豐富。

✚ 搭配效果

兩種能量石都有熱情奔放的能量，會活化感情、提振幹勁。這種搭配對破鏡重圓最有效果，會徹底彰顯你的魅力。也適合想要告白的時候。

Carnelian

紅玉髓

當你需要能量的時候

又稱光玉髓

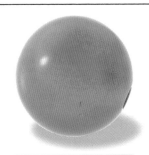

礦石的能量和效果

能量	✦✦✦✦✦
戀愛、吸引力	✦✦✦✦✦
行動力	✦✦✦✦✦

如何使用能量水晶

配戴在顯眼的地方

紅玉髓有強大的能量，會鞭策持有者採取實際的作為。光是看到橘紅色的光彩，就有吸收能量的效果，建議配戴在顯眼的地方。

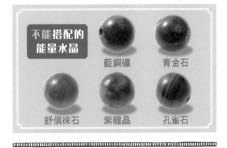

不能搭配的能量水晶

藍銅礦　　青金石

舒俱徠石　紫龍晶　孔雀石

✴ 適用時機

你會被紅玉髓吸引，代表你可能急於獲得成果，反而陷入了瓶頸之中，難有寸進。這種能量水晶會帶給你能量，讓你採取實際行動跨越瓶頸。

✴ 特色

紅玉髓的硬度很高，相當堅固，可以直接用水清洗。不過，紅玉髓害怕鹽分和陽光，請特別留意不要接觸太久。這種礦石有介於橙色和白色的色彩漸層，能夠欣賞到各種光彩。很多店鋪都有販賣，取得難度不高，又相當好用。

✴ 效果

當你很努力卻遲遲得不到成果的時候，你會需要紅玉髓。所謂的瓶頸，只有真正採取行動的人才會遇到，或許你只是需要堅持下去。

✳ 橙月光石

能有效提升
幹勁

能量	✦ ✦ ✦ ✦ ✧
人際關係	✦ ✦ ✦ ✦ ✦
求子	✦ ✦ ✦ ✦ ✦

這是一種充滿活潑能量的月光石，會讓你保持積極正向的思維，建立愉快的人際關係。

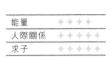

橙月光石也有激發靈感的效果，這種搭配方式可以產生強大的能量，幫助你達成過去無法實現的心願。

✳ 虎眼石

隨心所欲
改變人生

能量	✦ ✦ ✦ ✦ ✦
財運	✦ ✦ ✦ ✦ ✦
工作	✦ ✦ ✦ ✦ ✦

數字 1 的守護石

虎眼石會提升工作運和財運，非常受歡迎。虎眼石會強化你的洞察力，讓你迅速掌握環境變化。有了虎眼石，你會充滿行動力、勇於抓住機會。

搭配效果

虎眼石能掌握機會，紅玉髓則會激發行動力，搭配起來非常棒。你再也不會放過任何機會，可以隨心所欲改變人生。這種搭配會讓你充滿朝氣。

搭 配 種 類

✳ 紅髮晶

讓你充滿
更多能量

能量	✦ ✦ ✦ ✦ ✦
活力	✦ ✦ ✦ ✦ ✦
求子	✦ ✦ ✦ ✦ ✦

這是一種髮晶，看起來就像夾雜了紅色的髮絲一樣。有活化能量的作用，適合搭配充滿活力的能量水晶，一起配戴在身上會激發出更強大的能量。

搭配效果

當你需要能量時，這種搭配的效果最強大。不過，在無精打采的狀態下配戴，反而會產生莫大壓力。所以想讓自己超有活力時再用這種搭配。

✳ 紅紋石

帶給你
吸引力

能量	✦ ✦ ✦ ✦ ✦
戀愛	✦ ✦ ✦ ✦ ✦
吸引力	✦ ✦ ✦ ✦ ✦

想提升戀愛運和吸引力，紅紋石最具代表性了。外觀非常華麗，戴在身上有種熱情豔麗的風采，可以讓你每天過得更愉快，感情更豐富。

搭配效果

這兩種能量水晶都有積極進取的能量，外觀看上去也非常華麗，可以讓你每天過得非常愉快，產生一股無與倫比的吸引力。

玉髓

幫你維繫感情，建立更進一步的關係

石英的一種

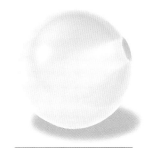

礦石的能量和效果

能量	✦✦✦
人際關係	✦✦✦✦✦
結緣	✦✦✦✦✦

能搭配任何礦石

如何使用
能量水晶

玉髓是一種溫和但又具備堅韌性的能量水晶，搭配其他礦石也不會過於突出，可以隨順其他礦石的能量。效果也不會過於顯著，會帶給你安心的感覺。

不能搭配的能量水晶

沒有

可以搭配任何能量石。

✳ 適用時機

你會被玉髓吸引，代表你可能想締結良緣，跟別人打好關係。玉髓溫和的能量會包容你，你自然而然會跟旁人建立起良好的關係。

✳ 特色

玉髓的硬度高，非常堅固，可以直接用水淨化；也不怕鹽分和陽光，使用起來很方便。玉髓有白色、藍色，甚至有粉紅色等各種不同的顏色。

✳ 效果

玉髓具有很溫和的能量，是一種用來維繫人際關係的能量水晶。可以平定紛爭，帶來和平的狀態。人際關係堪稱現代人最大的煩惱，玉髓不管在任何情況下，都會散發溫和沉靜的能量，幫助持有者解決煩惱。

※ 海藍寶

這種搭配可以讓
關係更進一步

能量	◆ ◆ ◆
戀愛	◆ ◆ ◆ ◆ ◆
結婚	◆ ◆ ◆ ◆ ◆

數字 9 的守護石

海藍寶能夠強化你和另一半的關係，
幫助你們修成正果；而且可以深化家
庭關係，讓家庭更圓滿。當你想追求
確切的進展，不妨配戴這種能量石。

❖ 搭配效果

這兩種能量水晶，都有維繫感情的效
果，而且能量都很溫和，用起來很方
便。尤其在情侶之間可以發揮很大的
效果，讓雙方的關係更進一步。

※ 綠玉髓

幫你
實現願景

能量	◆ ◆ ◆ ◆
療癒力	◆ ◆ ◆ ◆ ◆
希望	◆ ◆ ◆ ◆ ◆

這種能量水晶會幫你找到希望和光
芒，在你失落的時候，也會消除你的
不安，讓你每天充滿希望。對心因性
的身體不適也非常有效。

❖ 搭配效果

這種搭配很有效，你會充滿希望的能
量，勇於實現願景。心懷夢想卻遲遲
不敢付出行動的人，或是需要勇氣向
前邁進的人，都很適合這種搭配。

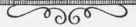

搭 配 種 類

※ 波斯瓦納瑪瑙

當你跟心愛的人
吵架時

能量	◆ ◆ ◆ ◆
人際關係	◆ ◆ ◆ ◆ ◆
療癒力	◆ ◆ ◆ ◆ ◆

當你想太多鑽牛角尖的時候，或是心
情不安的時候，這種能量水晶會消除
腦部的壓力。另外，在處理人際關係
受傷時，波斯瓦納瑪瑙也有撫平傷痛
的作用。

❖ 搭配效果

這種搭配會撫平人際關係造成的傷痛，
讓心靈恢復平穩。這也是一種有破鏡重
圓效果的能量組合，當你跟朋友或戀人
吵架時，很適合用這種搭配。

※ 拉利瑪

幫你和平解決
問題

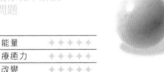

能量	◆ ◆ ◆ ◆ ◆
療癒力	◆ ◆ ◆ ◆ ◆
改變	◆ ◆ ◆ ◆ ◆

號稱三大療癒石之一，擁有非常優異
的療癒效果。你會接收到很多未來能
量，充滿安心的感覺。

❖ 搭配效果

這兩種能量石都有溫和平穩的特性，
搭配在一起可以平定紛爭，和平解決
問題。不僅能用來解決人際問題，也
可以增進你和動植物的關係。

白水晶

淨化一切不好的回憶，帶來全新的展望

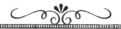

也稱作水晶、石英

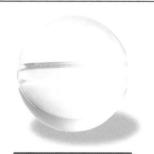

礦石的能量和效果

能量	✦✦✦✦
淨化	✦✦✦✦✦
開運	✦✦✦✦✦

如何使用能量水晶

建議戴在氣脈的出口

配戴在不同的部位，有不一樣的輔助效果。想要淨化過去的回憶，不妨配戴在右手；想要帶動全新的展望，就配戴在左手。

不能搭配的能量水晶

可以搭配任何能量石。

❋ 適用時機

你會被白水晶吸引，代表你可能受到回憶的影響。白水晶會消除過去的創傷和壓力，為你帶來全新的展望。

❋ 特色

白水晶硬度高，不容易破損，也不怕水分、鹽分、陽光，保養起來十分簡單。搭配其他能量水晶也不用擔心契合度的問題，不管是能量水晶的新手還是老手，都很喜歡白水晶。這是一種淨化效果很棒的能量水晶，但用久了會泛黃黯淡。泛黃黯淡的白水晶就不要戴了，讓它重歸大自然吧。

❋ 效果

白水晶有淨化負面能量的效果，好比不好的回憶、壓力、疲憊等等。搭配其他礦石也有相得益彰的效果，讓那些礦石的能量更好發揮。另外，白水晶也有看穿真相的能量，所以水晶占卜也常用白水晶。

✳ 綠幽靈水晶

適合用來
淨化身心

能量	✦ ✦ ✦ ✦ ✦
淨化	✦ ✦ ✦ ✦ ✦
心想事成	✦ ✦ ✦ ✦ ✦

這是一種夾雜了綠泥石的水晶，擁有強大的自然能量。每一顆都有不同的美感，是非常有魅力的能量水晶。

✚ 搭配效果

想要提升淨化的效果，建議使用這種搭配方式。最好配戴在右手，可以淨化過去，帶來好的展望。

✳ 黃水晶

淨化
你的壓力

能量	✦ ✦ ✦ ✦
療癒力	✦ ✦ ✦ ✦ ✦
消除壓力	✦ ✦ ✦ ✦ ✦

黃水晶會幫你消除身心和財務上的壓力，帶給你心靈上的安定，就好像在告訴你：「你再也不用擔心了」。

✚ 搭配效果

這種搭配可以消除煩憂和心靈創傷，讓你的心態更加正面。當你承受莫大壓力時，不妨使用這種搭配效果。

搭 配 種 類

✳ 髮晶

為你帶來
全新的展望

能量	✦ ✦ ✦ ✦ ✦
財運	✦ ✦ ✦ ✦ ✦
活力	✦ ✦ ✦ ✦ ✦

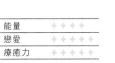
數字 5 的守護石

這種水晶彷彿夾雜了金色的絲線一樣，金光閃閃的顏色有提升財運的效果，很受歡迎；而且更有「良機到來」的涵義。

✚ 搭配效果

如果你希望身心淨化以後，有改頭換面的效果，那很適合用這種搭配。這兩種能量水晶真的有「破舊立新」的涵義，會為你帶來全新的展望。

✳ 粉晶

當你需要
溫柔的淨化效果

能量	✦ ✦ ✦ ✦
戀愛	✦ ✦ ✦ ✦ ✦
療癒力	✦ ✦ ✦ ✦ ✦

粉晶也象徵愛情，是非常受歡迎的能量水晶。同時會增加持有者的魅力，讓你過得更加幸福。你對另一半的愛意會更深厚，充滿體貼和關懷之意。

✚ 搭配效果

如果你認為白水晶的淨化效果太強，可以搭配粉晶使用；淨化的能量會變得很溫和。

矽孔雀石

可以讓你過上更自然的生活

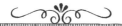

又稱鳳凰石

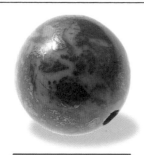

礦石的能量和效果

能量	✦✦✦✦
心想事成	✦✦✦✦✦
淨化	✦✦✦✦✦

如何使用
能量水晶

握在手中就有
穩定情緒的效果

矽孔雀石本身就像大地一樣，當你情緒不穩的時候，不妨拿在手上。不過，矽孔雀石本身沒有自行淨化的效果，要時常淨化才行。

不能搭配的能量水晶

沒有

可以搭配
任何能量石。

✳ 適用時機

你會被矽孔雀石吸引，代表你可能情緒有些不穩定，甚至已經影響到身體健康。矽孔雀石會幫你找回生活節奏，讓身心回歸最佳狀態。

✳ 特色

矽孔雀石的硬度不高（莫式硬度二到四），使用起來要格外小心。尤其不能用水分和鹽分淨化，需要改用其他淨化方式（詳見一百七十三頁）。另外，由於硬度不高，表面會有一些凹凸或類似破損的地方，這都是自然現象，請不必擔心。

✳ 效果

這種能量石具有很溫和的能量，因為矽孔雀石和地球有密切關聯，配戴在身上可以過上更自然的生活。而且矽孔雀石有各種輔助效果，能讓你恢復良好的狀態。

✳ 菫青石

解決百思不得其解的
難題

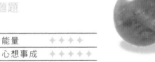

能量	✦✦✦✦
心想事成	✦✦✦✦✦
成功	✦✦✦✦✦

菫青石號稱「願景之石」，有達成目標的功效。這種能量水晶會讓你找回最佳狀態，將一切挫折和痛苦轉化為成功的資糧。

✚ 搭配效果

當你的願望遲遲無法實現，這種組合可以減輕你的壓力，讓你放鬆下來，找出意想不到的解決方法，成功實現心願。

✳ 翡翠

你的努力
將獲得回報

能量	✦✦✦✦✦
達成目標	✦✦✦✦✦
精神力	✦✦✦✦✦

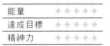

數字 22 的守護石

淡綠色的翡翠，有帶來繁榮和成功的效果，自古以來就受人崇拜。這種能量水晶會促進精神成長，讓你的努力開花結果。

✚ 搭配效果

這兩種能量石，都會帶你走向成功，讓你的努力獲得回報；而且會排除麻煩的障礙，讓一切走上正軌，你也會想起自己努力的初衷。

❖ 搭 配 種 類 ❖

✳ 孔雀石

幫你排除
內心的毒素

能量	✦✦✦✦✦
消災解厄	✦✦✦✦✦
療癒力	✦✦✦✦✦

豔綠色的孔雀石會中和負面能量，是十分可靠的能量石。你可以保持明確的自我意志，不會被其他人的感情影響。

✚ 搭配效果

這兩種能量石都有壓抑負面能量的效果，但本身也都缺乏淨化作用。這種搭配會排掉你內心的毒素，讓你重拾良好的狀態，請記得要時常淨化。

✳ 拉長石

加快
心想事成的速度

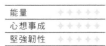

能量	✦✦✦✦✦
心想事成	✦✦✦✦✦
堅強韌性	✦✦✦✦✦

數字 11 的守護石

拉長石的灰色代表大地，晶瑩的藍光則代表奇蹟之力。過去你做不到的事情，只要你好好去面對問題，絕對有開天闢地的一天。

✚ 搭配效果

這兩種能量水晶都有接地氣的效果，搭配在一起可以加快心想事成的速度，你的願景會更快實現。

紫鋰輝石

消除你內心的創傷，讓你遇見真愛

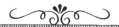

又稱孔賽石

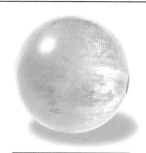

礦石的能量和效果

能量	✦✦✦✦✦
戀愛	✦✦✦✦✦
消除心靈創傷	✦✦✦✦✦

如何使用能量水晶

緊握手中，
直到創傷煙消雲散

石光是握在手中，就會感受到一股熱能，手心甚至會出汗；那是消除心靈創傷所產生的熱能。有時熱度太高會讓你忍不住放開，但請好好握在手中，思考自己的未來。

不能搭配的能量水晶

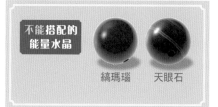

縞瑪瑙　　天眼石

☀ 適用時機

你會被紫鋰輝石吸引，代表你可能陷入過去的創傷中無法自拔，而且進退失據。這時候，紫鋰輝石會散發溫熱的能量，化解你內心的創傷。

☀ 特色

紫鋰輝石的硬度不低，但容易順著紋理碎裂，是一種無法耐受衝擊的能量石。因此，碰撞和掉落都會造成嚴重破損，使用時請特別留意。用水清洗沒關係，可是不能長時間泡在水裡。紫鋰輝石也不適合曝曬在陽光下。

☀ 效果

紫鋰輝石會化解戀愛的創傷，好比戀情不順、對異性有排斥感等等，你會明白什麼才是真正的愛意。一旦心靈創傷消失，你的人生將走向一個全新的境地，而且勢不可擋，猶如河壩潰堤一般猛烈。

✳ 黃水晶

化解負面的
念頭

能量	◆◆◆◇◇
療癒力	◆◆◆◆◇
消除壓力	◆◆◆◆◆

黃水晶會幫你消除身心和財務上的壓力，帶給你心靈上的安定，就好像在告訴你：「你再也不用擔心了」。

➕ 搭 配 效 果

這種搭配不僅對戀愛有幫助，也能淨化內心沉積的負面思緒，讓你勇敢走向未來。有些人會體驗到一種孤寂和苦悶，好像失去了什麼東西一樣，但這兩種能量水晶會連這種苦悶都消除掉。

✳ 摩根石

讓你的愛
修成正果

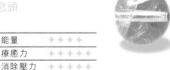

能量	◆◆◆◆◇
戀愛	◆◆◆◆◆
奉獻	◆◆◆◆◆

摩根石和海藍寶都屬於「綠柱石」，是充滿溫和愛意的能量石，能培育相知相惜的心意；而且可以激發出你的愛意，心甘情願為愛奉獻。想要共結連理時，不妨使用這種能量石。

➕ 搭 配 效 果

當你遇到真愛，希望這段戀情更進一步，加深彼此的愛意，這種搭配效果會忠實完成你的心願。重點是不要忘了體貼和關懷。

❦ 搭 配 種 類 ❧

✳ 粉晶

幫你消除
戀愛的創傷

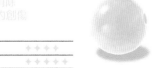

能量	◆◆◆◇◇
戀愛	◆◆◆◆◆
療癒力	◆◆◆◆◇

粉晶也象徵愛情，是非常受歡迎的能量水晶。同時會增加持有者的魅力，讓你過得更加幸福。你對另一半的愛意會更深厚，充滿體貼和關懷之意。

➕ 搭 配 效 果

這兩種都是戀愛的能量水晶，搭配在一起有消除創傷的作用。你真誠的感情，會和另一半孕育出真實的愛意，這是一種非常浪漫的搭配方式。

✳ 紅紋石

帶給你真愛

能量	◆◆◆◆◆
戀愛	◆◆◆◆◇
吸引力	◆◆◆◆◆

想提升戀愛運和吸引力，這是最具代表性的能量水晶了。外觀看上去也非常華麗，戴在身上有種熱情豔麗的風采，而且可以讓你每天過得更愉快，感情也更加豐富。

➕ 搭 配 效 果

這種搭配會帶給你真愛，堪稱最強的組合方式。熱情的能量會消除過去的痛苦，而且可以強化戀人之間的愛意，你會變得更加積極。

紅縞瑪瑙

讓你一家人幸福平安，免受災厄

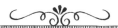

戰國紅也是一種紅縞瑪瑙

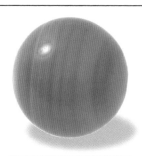

礦石的能量和效果	
能量	✦✦✦✦
消災解厄	✦✦✦✦✦
愛家	✦✦✦✦✦

會守護女性的健康

如何使用能量水晶

紅縞瑪瑙也有守護女性健康的作用，很多人都買來當作母親節禮物。這份禮物彰顯了子女的心意，也強化了家人之間的親情。

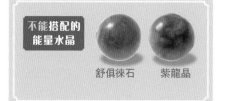

不能搭配的能量水晶

舒俱徠石　　紫龍晶

※ 適用時機

你會被紅縞瑪瑙吸引，代表你很重視家人，希望保護好他們。另外，紅縞瑪瑙也能調整更年期婦女失衡的生理狀態。

※ 特色

紅縞瑪瑙又稱為「紅天眼石」，有介於紅色和白色的色彩漸層，而且還有看起來很像瞳孔的條紋。硬度非常高，不易碎裂，使用起來十分輕鬆。稍微碰到水沒有關係，但基本上還是不能長時間接觸水分、鹽分、陽光，保養時要格外留意。

※ 效果

這種能量水晶有強化親情的作用，也可以調整女性荷爾蒙，讓母親常保身體健康。配戴紅縞瑪瑙，全家人都會健健康康、無憂無慮。

☀ 橙月光石

深化你和伴侶的
情感

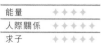

能量	✦✦✦✦✦
人際關係	✦✦✦✦✦
求子	✦✦✦✦✦

這是一種充滿活潑能量的月光石，會
讓你保持積極正向的思維，建立愉快
的人際關係。

➕ 搭配效果

這種搭配可以強化夫妻的感情，消除
煩憂焦慮，調整荷爾蒙平衡，有求子
的效果。你對另一半的愛意也會更加
積極。

☀ 石榴石

幫助你養成
健康的體魄

能量	✦✦✦✦✦
勝利運	✦✦✦✦✦
破鏡重圓	✦✦✦✦✦

數字 8 的守護石

石榴石會提升你的能量，強化你的勝
利運勢，讓你的努力開花結果。就好
像在告訴你：「你已經很努力了，不
用擔心有不好的結果」。

➕ 搭配效果

石榴石有促進血液循環的作用，紅縞
瑪瑙也有調整荷爾蒙的效果，搭配在
一起會讓你的身體健健康康。

❧ 搭 配 種 類 ❧

☀ 紅玉髓

讓你徜徉在
幸福之中

能量	✦✦✦✦✦
戀愛、吸引力	✦✦✦✦✦
行動力	✦✦✦✦✦

數字 3 的守護石

紅玉髓充滿活潑的行動能量，漂亮的
紅橘色賞心悅目，會帶給你強大的動
力。

➕ 搭配效果

這兩種是同屬性的能量水晶，很適合
搭配在一起，會讓你充滿幸福感，強
化你和戀人的感情。

☀ 粉晶

有調整
女性荷爾蒙的作用

能量	✦✦✦✦
戀愛	✦✦✦✦✦
療癒力	✦✦✦✦

粉晶也象徵愛情，是非常受歡迎的能
量水晶。同時會增加持有者的魅力，
讓你過得更加幸福。你對另一半的愛
意會更深厚，充滿體貼和關懷之意。

➕ 搭配效果

這種搭配很適合用來守護女性的健
康，尤其適合更年期婦女配戴。

太陽石

帶給你全新的可能性和行動的機會

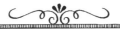

又稱日常石、日光石

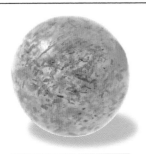

礦石的能量和效果

能量	✦✦✦✦✦
達成目標	✦✦✦✦✦
領導力	✦✦✦✦✦

如何使用能量水晶

要有遠大的目標

當你有遠大的目標，特別適合配戴這種能量水晶。不過，如果你只想依賴太陽石，那還是有可能無疾而終。

不能搭配的能量水晶

綠龍晶

✳ 適用時機

你會被太陽石吸引，代表你身心可能都有強大的能量，而這些能量需要一個施力的方向。或許現在正是你勇於挑戰、開創新天地的大好機會。

✳ 特色

太陽石硬度頗高，相當堅固，使用起來十分輕鬆。保養也容易，基本上不怕水分、鹽分、陽光。有些太陽石表面可能並不平滑，但這是這種礦石本身的特性，不必太在意。

✳ 效果

這種礦石具有陽剛的能量，會帶來領導力和果敢的特質。太陽石有很強大的能量，你會開闢出沒人發現的新天地，就好像在開採礦山一樣。

✳ 黃水晶

消除
你的壓力

能量	✦✦✦✦
療癒力	✦✦✦✦✦
消除壓力	✦✦✦✦✦

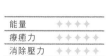

黃水晶會幫你消除身心和財務上的壓力，帶給你心靈上的安定，就好像在告訴你：「你再也不用擔心了」。

➕ 搭配效果

如果你有目標，卻遲遲無法更進一步，不妨嘗試這種搭配方式。這兩種能量水晶會消除你的壓力，讓你找回原來的自己。

✳ 虎眼石

帶給你
人生的轉機

能量	✦✦✦✦✦
財運	✦✦✦✦✦
工作	✦✦✦✦

數字 1 的守護石

這種能量水晶也有提升工作運和財運的效果，相當受歡迎。虎眼石會強化你的洞察力，讓你迅速掌握環境變化，你會勇於抓住機會。

➕ 搭配效果

這種搭配會讓你洞燭先機，並產生強大的能量勇往直前。當你面臨人生轉機，這兩種能量石也會給你優異的判斷力，幫助你打破現狀。

❖ 搭 配 種 類 ❖

✳ 髮晶

激發你的
領袖魅力

能量	✦✦✦✦
財運	✦✦✦✦
活力	✦✦✦✦

數字 5 的守護石

這種水晶彷彿夾雜了金色的絲線一樣，金光閃閃的顏色有提升財運的效果，很受歡迎；而且更有「良機到來」的涵義。

➕ 搭配效果

這兩種能量水晶都有激發領袖魅力的作用，搭配使用會產生無與倫比的勇氣和決斷力，助你突破任何困難，周圍的人會心甘情願接受你的領導。

✳ 紅髮晶

讓你充滿幹勁

能量	✦✦✦✦✦
活力	✦✦✦✦✦
求子	✦✦✦✦

這是一種髮晶，看起來就像夾雜了紅髮絲一樣。有活化能量的作用，適合搭配充滿活力的能量水晶，一起配戴在身上會激發出更強大的能量。

➕ 搭配效果

這是一種充滿能量的搭配方式。因為激發活力的效果很強大，你會充滿幹勁，勇敢帶領大家一起解決問題。

海藍玉髓

增進你的溝通能力

又稱紫藍晶

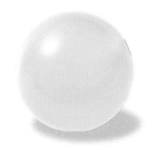

礦石的能量和效果	
能量	✦✦✦
人際關係	✦✦✦✦✦
安定情緒	✦✦✦✦

如何使用能量水晶

描繪你的人生藍圖

戴上海藍玉髓，你會發現討厭的事情都從心裡消失了。你再也不會執著過去的傷痛，可以重新描繪人生的藍圖。

不能搭配的能量水晶

沒有

可以搭配任何能量石。

✳ 適用時機

你會被海藍玉髓吸引，代表你可能對人際關係感到疲倦，好像做什麼都不順。這時候，海藍玉髓會散發溫和的能量包容你。

✳ 特色

海藍玉髓顧名思義就是一種玉髓，而且有鮮豔的藍色*。這種能量水晶很堅固，可以用水和鹽來清潔保養，但長時間曝曬在陽光下會變色，請特別留意。

✳ 效果

人際關係不順的時候，使用海藍玉髓非常有效。配戴在身上有緩和紛爭、深化彼此感情的效果。你心中對和平的希求，會和礦石的能量產生共鳴，進而療癒對方的心靈。你的溝通能力會變得更好，有助於建立良好的人際關係。

＊編註：海藍玉髓比起一般的藍玉髓，顏色更偏藍綠色一些。

✳ 海藍寶

你的心情
會更加平穩

能量	✦ ✦ ✦
戀愛	✦ ✦ ✦ ✦ ✦
結婚	✦ ✦ ✦ ✦ ✦

數字 9 的守護石

海藍寶能夠強化你和另一半的關係，幫助你們修成正果。而且可以深化家庭關係，讓家庭更圓滿。當你想追求確切的進展，不妨配戴這種能量石。

✚ 搭 配 效 果

這種搭配有助於建立平穩的人際關係。你會更了解對方，彼此的關係也會更進一步。

✳ 天河石

幫助
你跟自己和解

能量	✦ ✦ ✦ ✦
心想事成	✦ ✦ ✦ ✦ ✦
恢復自信	✦ ✦ ✦ ✦ ✦

當你運勢不順、喪失自信的時候，或是跟旁人比較而自慚形穢的時候，天河石會幫你找回自信。所以請先冷靜下來，做自己能力所及的事情吧。

✚ 搭 配 效 果

這種搭配效果會讓你明白，其實你沒必要跟別人拚個你死我活。重點是跟自己和解，好好了解自己，狀況自然會好轉。

搭 配 種 類

✳ 藍紋瑪瑙

幫忙你解決
人際關係的煩惱

能量	✦ ✦ ✦ ✦
人際關係	✦ ✦ ✦ ✦ ✦
邂逅	✦ ✦ ✦ ✦ ✦

數字 6 的守護石

藍紋瑪瑙又稱為友誼之石，會幫助你找到知己。你會遇到可以安心在一起的對象，彼此一見如故。

✚ 搭 配 效 果

當你有人際關係的困擾，這種搭配方式十分有效。會消除你的壓力，幫助你建立良好的關係。

✳ 拉利瑪

愛與和平的
象徵

能量	✦ ✦ ✦ ✦
療癒力	✦ ✦ ✦ ✦ ✦
改變	✦ ✦ ✦ ✦ ✦

號稱三大療癒石之一，擁有非常優異的療癒效果。你會接收到很多未來能量，充滿安心的感覺。

✚ 搭 配 效 果

這種搭配象徵愛與和平，想要平靜度日、遠離紛爭的人適合配戴。

翡翠

數字 22 的
守護石

你的努力將得到回報

又稱硬玉、緬甸玉

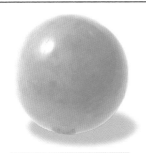

礦石的能量和效果

能量	✦✦✦✦✦
達成目標	✦✦✦✦✦
精神力	✦✦✦✦✦

如何使用能量水晶

每天竭盡所能努力

這是一種具有深厚內涵的能量石，如果你只是想碰點好運氣，那你配戴翡翠不會有任何效果；關鍵在於你自己要好好努力。

不能搭配的能量水晶

沒有

可以搭配任何能量石。

❋ 適用時機

你會被翡翠吸引，代表你可能正面臨試煉，需要努力改變當下的狀況。而這關係到你未來的發展，也是你成長的證明。

❋ 特色

這是一種非常受歡迎的能量石，日本當地也有出產。另外，翡翠也被當作五月的誕生石。翡翠不怕水分、鹽分、陽光，在保養和使用上都很方便。高級的翡翠是深邃的豔綠色，又稱為「帝王翡翠」。

❋ 效果

這種翡翠意味著苦盡甘來的一天，成長才是真正的成就。配戴這種能量水晶，等於是在犒賞努力的自己。努力付出行動，對你自己未來有幫助。

☀ 藍銅礦

強化你在
關鍵時刻的直覺

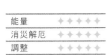

能量	✦✦✧✧✧
消災解厄	✦✦✦✦✧
調整	✦✦✦✦✧

這是一種會調整超自然能量的礦石，一些專業的療癒師和宗教人士，都很喜歡這種能量石。

✚ 搭 配 效 果

兩者搭配會產生很強大的能量，最好在活動時間配戴。這兩種能量石會培養你關鍵時刻的直覺，看穿難以洞燭的玄機。

☀ 煙晶

大家會認同
你的能力

能量	✦✦✦✧✧
心想事成	✦✦✦✦✧
消除不安	✦✦✦✦✦

數字 4 的守護石

煙晶會消除你的不安，引導出被埋沒的潛能。當然，要有實際行動才能引導出來，行動也會帶給你自信，讓你相信自己是被需要的。

✚ 搭 配 效 果

這種搭配可以發揮你最大的潛能，讓你獲得大家的認同，建立良性的循環。

搭 配 種 類

☀ 拉長石

幫你
改變現狀

能量	✦✦✦✦✦
心想事成	✦✦✦✦✦
堅強韌性	✦✦✦✦✧

數字 11 的守護石

拉長石的灰色代表大地，晶瑩的藍光則代表奇蹟之力。過去你做不到的事情，只要你好好去面對問題，絕對有開天闢地的一天。

✚ 搭 配 效 果

默默耕耘的人，配戴這兩種礦石一定會獲得回報。因為這兩種礦石都有接地氣的效果，遲遲沒有進展的事情，也將出現轉機。

☀ 髮晶

努力
會獲得回報

能量	✦✦✦✦✧
財運	✦✦✦✦✦
活力	✦✦✦✦✧

數字 5 的守護石

這種水晶彷彿夾雜了金色的絲線一樣，金光閃閃的顏色有提升財運的效果，很受歡迎；而且更有「良機到來」的涵義。

✚ 搭 配 效 果

這兩種能量水晶都意味著財富和繁榮，搭配在一起使用，你的努力將會得到回報。而這個回報就是千載難逢的良機，你只要滿懷信心，勇於抓住機會就好。

Citrine

黃水晶

幫助你消除龐大的壓力

水晶的一種

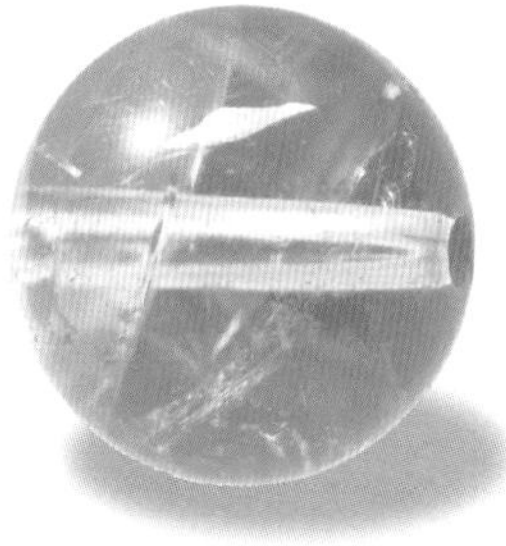

礦石的能量和效果

能量	✦✦✦✦
療癒力	✦✦✦✦✦
消除壓力	✦✦✦✦✦

如何使用能量水晶

觀想你的最佳狀態

黃水晶會消除你長久以來的痛苦，讓你獲得解放。配戴在身上時，請觀想一切問題都已經解決，而且你也恢復到最佳的狀態。

不能搭配的能量水晶

沒有

可以搭配任何能量石。

✴ 適用時機

你會被黃水晶吸引，代表你可能有健康和財務上的壓力，尤其內臟可能承受很大的負擔。憂鬱和壓力會侵蝕身心健康，黃水晶會幫你消除那些負面的能量。

✴ 特色

黃水晶顧名思義，是一種淡黃色的美麗礦石。和黃玉一樣，黃水晶也是十一月的誕生石。使用起來很方便，可以直接用水和鹽分淨化。不過，黃水晶不能長時間曝曬在陽光下。這是一種相對好入手的礦石，也算是基本的入門款。很多黃水晶都有內包裹物。

✴ 效果

這種能量水晶會消除過去的心靈創傷和壓力，讓你專注在「當下」，你對現狀會充滿安心的感覺。

✳ 新翠

有放鬆的
效果

能量	✦ ✦ ✦
療癒力	✦ ✦ ✦ ✦ ✦
淨化	✦ ✦ ✦ ✦ ✦

新翠會緩和壓力，平復過於亢奮的情緒。而且有很強的療癒效果，在情緒低落時使用特別有療效。

✚ 搭 配 效 果

這兩種能量水晶都有消除壓力、安定心神的作用。搭配在一起使用，會提升療癒效果，讓你保持放鬆的心情思考問題。

✳ 葡萄石

適合用來
維持美容和健康

能量	✦ ✦ ✦ ✦
療癒力	✦ ✦ ✦ ✦ ✦
淨化	✦ ✦ ✦ ✦ ✦

光滑圓潤的葡萄石顏色活像膠原蛋白，人們也喜歡葡萄石美容保健的效果；而且放鬆的效果也相當好。

✚ 搭 配 效 果

這是最適合用來美容保健的組合，可以讓你過上健康愜意的生活。使用時請觀想壓力慢慢消逝的意象。

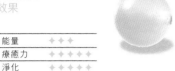

搭 配 種 類

✳ 髮晶

助你消除
財務壓力

能量	✦ ✦ ✦ ✦ ✦
財運	✦ ✦ ✦ ✦ ✦
活力	✦ ✦ ✦ ✦ ✦

數字 5 的守護石

這種水晶彷彿夾雜了金色的絲線一樣，金光閃閃的顏色有提升財運的效果，很受歡迎；而且更有「良機到來」的涵義。

✚ 搭 配 效 果

這種搭配方式，可以提升黃水晶的財運效果。做生意的人或是需要良機的人，都很適合這種搭配。這兩種能量水晶，會幫你消除財務上的壓力。

✳ 粉晶

緩和焦躁感

能量	✦ ✦ ✦ ✦
戀愛	✦ ✦ ✦ ✦ ✦
療癒力	✦ ✦ ✦ ✦ ✦

粉晶也象徵愛情，是非常受歡迎的能量水晶。同時會增加持有者的魅力，讓你過得更加幸福。你對另一半的愛意會更深厚，充滿體貼和關懷之意。

✚ 搭 配 效 果

女性特別適合這種搭配，有輔助身心的功效，而且能夠消除焦躁和壓力。

碧玉

讓你心平氣和思考問題

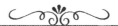

石英的一種

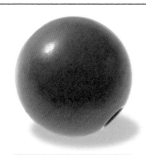

礦石的能量和效果

能量	✦✦✦✦
心想事成	✦✦✦✦✦
心靈穩定	✦✦✦✦✦

如何使用能量水晶

多多接觸大地

碧玉會引導持有者，讓你產生順其自然的思維，並帶來大地的能量。配戴碧玉以後，多多接觸大地，會感受到更強大的能量。

不能搭配的能量水晶

沒有

可以搭配
任何能量石。

※ 適用時機

你會被碧玉吸引，代表你可能逃避了不得不面對的問題。這是一種充滿安定感的礦石，可以幫助你好好面對問題。

※ 特色

碧玉一般都是褐色的，但也有黃色、綠色的種類。這種能量水晶的硬度很高，不怕水分、鹽分、陽光，在保養和使用上都十分方便。

※ 效果

這種能量水晶具有大地的能量，是很可靠的礦石。而且具有接地氣的效果，配戴在身上會迅速擁有明確的願景，很快就能心想事成。

✳ 煙晶

提升你的自我評價

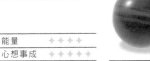

能量	◆ ◆ ◆ ◆ ◇
心想事成	◆ ◆ ◆ ◆ ◇
消除不安	◆ ◆ ◆ ◆ ◆

數字 4 的守護石

煙晶會消除你的不安，引導出被埋沒的潛能。當然，要有實際行動才能引導出來，行動也會帶給你自信，讓你相信自己是被需要的。

➕ 搭 配 效 果

這種搭配會產生心靈上的穩定感，提升你的自我評價，可以讓你充滿自信、勇於行動。

✳ 血滴石

會帶給你
大自然的能量

能量	◆ ◆ ◆ ◆ ◆
活力	◆ ◆ ◆ ◆ ◆
求子	◆ ◆ ◆ ◆ ◆

在綠色中又帶一點血色外滲，所以血滴石是代表生命誕生的能量石。而且血滴石跟血液有密切的關聯，會促進血液循環，也有振奮情緒的效果。

➕ 搭 配 效 果

血滴石也是一種碧玉，兩者搭配在一起有很好的共鳴效果，你會接受到很豐富的自然能量。

搭 配 種 類

✳ 綠簾花崗石

有消除
煩惱的效果

能量	◆ ◆ ◆
療癒力	◆ ◆ ◆ ◆ ◆
心靈穩定	◆ ◆ ◆ ◆ ◆

綠簾花崗石有安定心神、調整生理狀態的作用，讓你更契合於自然的狀態。

➕ 搭 配 效 果

如果你想跟大地有更深的聯繫，不妨使用這種搭配方式。可以消除煩惱，產生順其自然的思維模式。

✳ 拉長石

帶給你
寬廣的視野

能量	◆ ◆ ◆ ◆ ◇
心想事成	◆ ◆ ◆ ◆ ◆
堅強韌性	◆ ◆ ◆ ◆ ◆

數字 11 的守護石

拉長石的灰色代表大地，晶瑩的藍光則代表奇蹟之力。過去你做不到的事情，只要你好好去面對問題，絕對有開天闢地的一天。

➕ 搭 配 效 果

這兩種都是很適合接地氣的礦石，搭配在一起會帶給你更寬廣的視野，讓你有順其自然的思維模式。

Sugilite

舒俱徠石

用無條件的愛守護你

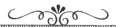

又稱杉石

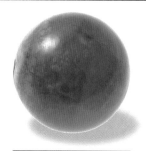

礦石的能量和效果

能量	✦✦✦✦✦
療癒力	✦✦✦✦✦
安心感	✦✦✦✦✦

顏色深淺不同，效果也不同

如何使用能量水晶

舒俱徠石是一種能量非常強大的礦石，當你需要更強大的守護時，不妨選擇暗色的舒俱徠石。需要療癒的人，就選擇明亮一點的舒俱徠石。

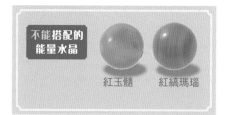

不能搭配的能量水晶

紅玉髓　　紅縞瑪瑙

❋ 適用時機

你會看上舒俱徠石，代表你希望被深厚的愛意守護。對於追求真愛的人來說，舒俱徠石一定會滿足你的需求。

❋ 特色

舒俱徠石也是三大療癒石之一，最容易感受到效果，是一種能量很強的礦石。而且價格並不便宜，使用起來需要格外謹慎。舒俱徠石不能長時間泡在水中，也不能接觸到鹽分。顏色種類繁多，黑紫色到亮紫色的都有，甚至有接近粉紅色的類型，對戀愛也有很好的效果。顏色越深的能量越強，你可以確實感受到能量。

❋ 效果

這種能量水晶會引導你，讓你找到一個安心的歸宿。有時候也會保護你不受負面能量的侵害，帶給你療癒的能量，效果變化莫測；但一切的輔助都是以「安心」為訴求。

❋磷灰石

凡事會有更好的
聯繫效果

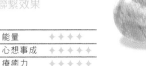

能量	✦✦✦✦
心想事成	✦✦✦✦✦
療癒力	✦✦✦✦

磷灰石有穩定身心，保持最佳狀態的
效果。當你思緒紊亂的時候，也適合
配戴這種能量水晶。

✚搭配效果

這種搭配可以聯繫一切對立的事物，
好比男女關係、身體和心靈、物質和
感情、現實和理想等等。這種搭配有
能量強大，適合擅長療癒或能量導引
的人。

❋紫龍晶

消除
你的恐懼

能量	✦✦✦✦✦
療癒力	✦✦✦✦
消除不安	✦✦✦✦✦

紫龍晶也是三大療癒石之一，有療癒
精神的效果。可以克服恐懼或脆弱的
內心，讓你斷絕一切迷惘，開闢出康
莊大道。

✚搭配效果

當你深感恐懼，這種搭配也會帶來莫
大的安心感，讓你勇於行動。猶豫不
決時，請配戴這種組合撫慰自己的心
靈吧。

❖ 搭 配 種 類 ❖

❋ 拉利瑪

常給你
安心感

能量	✦✦✦✦
療癒力	✦✦✦✦✦
改變	✦✦✦✦

號稱三大療癒石之一，擁有非常優異
的療癒效果。你會接收到很多未來能
量，充滿安心的感覺。

✚搭配效果

這兩種都是充滿療癒力的能量水晶，
搭配在一起使用，你會體驗到前所未
有的安心感。

❋ 粉晶

你會遇上
值得信賴的好人

能量	✦✦✦✦
戀愛	✦✦✦✦✦
療癒力	✦✦✦✦

粉晶也象徵愛情，是非常受歡迎的能
量水晶。同時會增加持有者的魅力，
讓你過得更加幸福。你對另一半的愛
意會更深厚，充滿體貼和關懷之意。

✚搭配效果

這種搭配可以徹底激發出舒俱徠石的
戀愛效果，你會遇上值得信賴的對
象，每天都過上充實自在的生活。

Smoky Quartz

煙晶

消除你的不安，激發出你的潛能

又稱茶晶

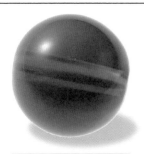

礦石的能量和效果

能量	✦✦✦✦
心想事成	✦✦✦✦✦
消除不安	✦✦✦✦✦

**忐忑不安時
特別有用**

**如何使用
能量水晶**

這種能量水晶跟其他礦石都有不錯的契合度，相對來說好搭配，而且十分受歡迎。當你內心忐忑不安，最好找顆大一點的煙晶，當成飾品配戴在身上。

**不能搭配的
能量水晶**

可以搭配
任何能量石。

✸ 適用時機

你會被煙晶吸引，代表你或許快要發覺自己的可能性了，所以內心多少有些不安。關鍵是找出你自己獨特的才能，好好去鍛鍊那一項才能。

✸ 特色

煙晶又稱為「茶晶」，是一種淡咖啡色的漂亮礦石，使用起來很簡便，可以直接用水分或鹽分來保養。不過，煙晶害怕陽光，不能長時間曝曬在陽光下。這種能量水晶相對好入手，算是基本款的能量水晶。

✸ 效果

煙晶會消除心中的邪念，這些邪念就是害你不安的負面情緒。另外，煙晶也有接地氣的效果，會讓你冷靜下來思考問題。

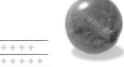

✳ 菫青石

讓你勇於
做自己

能量	✦✦✦✦
心想事成	✦✦✦✦✦
成功	✦✦✦✦✦

菫青石號稱「願景之石」，有達成目標的功效。這種能量石會讓你找回最佳狀態，將一切挫折和痛苦轉化為成功的資糧。

➕ 搭 配 效 果

這是一種很適合用來展現個人特質的搭配方式，你將擁有明確的目標，專心致志朝目標邁進。

✳ 天河石

幫你心想事成，
開創未來

能量	✦✦✦✦
心想事成	✦✦✦✦✦
恢復自信	✦✦✦✦✦

當你運勢不順喪失自信的時候，或是跟旁人比較而自慚形穢的時候，天河石會幫你找回自信。所以請先冷靜下來，做自己能力所及的事情吧。

➕ 搭 配 效 果

這兩種能量水晶都有心想事成的效果，其實真正妨礙你達成目標的，是你的心。請不要怨天尤人了，先從自己辦得到的事情做起吧。

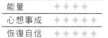
搭 配 種 類

✳ 紅玉髓

幫你開創
全新的世界

能量	✦✦✦✦✦
戀愛、吸引力	✦✦✦✦✦
行動力	✦✦✦✦✦

數字 3 的守護石

紅玉髓充滿活潑的行動能量，漂亮的紅橘色賞心悅目，會帶給你強大的動力。

➕ 搭 配 效 果

這種搭配對行動和心靈都有莫大助益，當你惶恐不安、遲遲無法行動時，這個組合會帶給你衝勁。請勇於發揮自己的專長，開創全新的世界吧。

✳ 拉長石

徹底發揮
你的能力

能量	✦✦✦✦
心想事成	✦✦✦✦✦
堅強韌性	✦✦✦✦✦

數字 11 的守護石

拉長石的灰色代表大地，晶瑩的藍光則代表奇蹟之力。過去你做不到的事情，只要你好好去面對問題，絕對有開天闢地的一天。

➕ 搭 配 效 果

這兩種能量石都有很棒的接地氣效果。可以徹底發揮你的能力，為你準備一個發光發熱的舞臺。

綠龍晶

消除腦部疲勞，產生安寧的休養效果

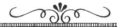

又稱天使之石

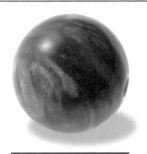

礦石的能量和效果

能量	✦✦✦
療癒力	✦✦✦✦✦
休養	✦✦✦✦✦

如何使用能量水晶

不要搭配能量太強大的礦石

綠龍晶的能量相當細膩，不要跟能量太強大的礦石一起配戴，否則綠龍晶的能量發揮不出來。

不能搭配的能量水晶

太陽石　　髮晶

☀ 適用時機

你會被綠龍晶吸引，代表你想沉靜下來，過上平穩的日子。也或者是，你可能需要好好休息一陣子了。

☀ 特色

綠龍晶是一種很漂亮的礦石，上面有綠色的紋理。可惜硬度不高，稱不上堅固的礦石，也不能用水分和鹽分淨化，必須使用其他淨化方法（詳見一百七十三頁）。另外，這種能量水晶缺乏自我淨化的作用，請頻繁淨化和補充能量。

☀ 效果

綠龍晶會帶給你安心和療癒，讓你過勞的大腦好好休息，享受寧靜的休閒時光。

※ 綠東陵石

徹底發揮
療癒效果

能量	◆ ◆ ◆
療癒力	◆ ◆ ◆ ◆
心靈穩定	◆ ◆ ◆ ◆ ◆

配戴綠東陵石給人一種森林浴的感覺，具有相當高的療癒效果。放鬆效果也是一流，對穩定情緒和消除疲勞很有幫助。

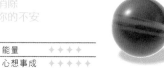

這種搭配的效果十分穩定。兩種綠色的礦石會產生共鳴，徹底發揮療癒的能力，建議在休息時間配戴。

※ 紫水晶

緩解
失眠的症狀

能量	◆ ◆ ◆ ◆
人際關係	◆ ◆ ◆ ◆
心靈穩定	◆ ◆ ◆ ◆

數字 2 的守護石

這種能量水晶會幫你重拾心靈平靜，尤其在內心不安的時候，有緩和情緒的效果。對療癒失眠也大有幫助。

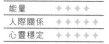

失眠的人很適合這種搭配，這兩種能量水晶會協助你掌握生理狀況，讓你保持在最佳的狀態。

搭 配 種 類

※ 煙晶

消除
你的不安

能量	◆ ◆ ◆ ◆
心想事成	◆ ◆ ◆ ◆ ◆
消除不安	◆ ◆ ◆ ◆ ◆

數字 4 的守護石

煙晶會消除你的不安，引導出被埋沒的潛能。當然，要有實際行動才能引導出來，行動也會帶給你自信，讓你相信自己是被需要的。

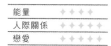

這種搭配方式會消除你的不安，恢復精神的安定和平穩。

※ 月光石

讓你好好
睡上一覺

能量	◆ ◆ ◆
人際關係	◆ ◆ ◆ ◆
戀愛	◆ ◆ ◆ ◆ ◆

又號稱情侶之石，會散發溫和的波動，深化情侶的關係。關鍵在於體貼彼此的心意，要時時刻刻為對方著想，月光石會帶給你支持對方的勇氣。

這兩種能量石搭配在一起，會產生助眠的效果，就像置身在寧靜的月夜一樣；可以讓你度過一段平靜而緩慢的時光。

方納石

帶給你向前邁進的勇氣

又稱藍紋石、蘇打石

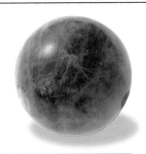

礦石的能量和效果

能量	✦✦✦
心想事成	✦✦✦✦✦
勇氣	✦✦✦✦✦

如何使用能量水晶

要改變
你的心態

如果持有者的能量下降，方納石的表面也會變粗糙。反之，如果你積極又正面，方納石會和你的能量共鳴，發出閃耀的光芒。所以配戴時請轉換自己的心態。

不能搭配的能量水晶 沒有

可以搭配
任何能量石。

✳ 適用時機

你會被方納石吸引，代表你可能在面對困難時滿嘴藉口、裹足不前。方納石會帶給你前進的勇氣。

✳ 特色

方納石是一種藍色不透明的能量水晶，乍看之下和青金石有點類似，很多商店都當成青金石來賣，請特別留意。這種能量水晶怕水，不可以長時間泡在水裡。而且對鹽分的抗性也不高，需要選擇其他淨化方法（詳見一百七十三頁）。

✳ 效果

這種能量石會轉化你的意識和情感，當你裹足不前時不妨配戴。方納石會帶來勇氣，讓你勇於抓住機會。

※ 藍晶石

你會有貫徹始終的
堅強意志

能量	✦ ✦ ✦ ✦ ✦
心想事成	✦ ✦ ✦ ✦ ✦
解決問題	✦ ✦ ✦ ✦ ✦

藍晶石會幫助你解決當下碰到的問題，調整超自然的能量。你再也不會隨波逐流，能夠好好正視自己的問題。

✛ 搭 配 效 果

這種搭配方式，會讓你的感情和現實面產生變化，並賦予你持續努力的能量，貫徹你的目標。

※ 煙晶

強化你的心靈，
幫助你實現夢想

能量	✦ ✦ ✦ ✦
心想事成	✦ ✦ ✦ ✦ ✦
消除不安	✦ ✦ ✦ ✦ ✦

數字 4 的守護石

煙晶會消除你的不安，引導出被埋沒的潛能。當然，要有實際行動才能引導出來，行動也會帶給你自信，讓你相信自己是被需要的。

✛ 搭 配 效 果

這種搭配會幫助你心想事成，強化你的心智和才能，實現你內心的夢想。

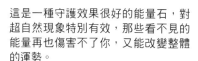

搭 配 種 類

※ 青金石

培養堅強的韌性

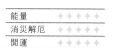

能量	✦ ✦ ✦ ✦ ✦
消災解厄	✦ ✦ ✦ ✦ ✦
開運	✦ ✦ ✦ ✦ ✦

這是一種守護效果很好的能量石，對超自然現象特別有效，那些看不見的能量再也傷害不了你，又能改變整體的運勢。

✛ 搭 配 效 果

這種搭配可以消除你的猜忌，強化你的意志。有了強大的意志，現狀也將改變。

※ 拉長石

激發你堅韌的
行動力

能量	✦ ✦ ✦ ✦ ✦
心想事成	✦ ✦ ✦ ✦ ✦
堅強韌性	✦ ✦ ✦ ✦ ✦

數字 11 的守護石

拉長石的灰色代表大地，晶瑩的藍光則代表奇蹟之力。過去你做不到的事情，只要你好好去面對問題，絕對有開天闢地的一天。

✛ 搭 配 效 果

這種搭配會帶給你實現目標所需的勇氣和能量，以及強韌的行動力。

Turquoise

綠松石

幫助你控制自己的感情

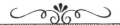

又稱土耳其石

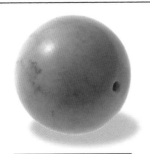

礦石的能量和效果	
能量	◆◆◆◆◆
消災解厄	◆◆◆◆◆
交通安全	◆◆◆◆◆

送給
你心愛的人

如何使用
能量水晶

這種能量石有祈求好運、常保旅遊平安的效果。而且拿來送人是有意義的，綠松石會含藏送禮者的心意，引導對方走向幸福。

不能搭配的
能量水晶

沒有

可以搭配
任何能量石。

❋ 適用時機

你會被綠松石吸引，代表你可能有些情緒化，看不清周遭的狀況。綠松石會緩和你的情緒，你做事才懂得瞻前顧後。

❋ 特色

綠松石又稱為土耳其石，是美洲原住民愛用的守護石，也是非常受歡迎的能量水晶。被當成十二月的誕生石，不能長時間接觸水分和鹽分，需要選用其他淨化方法（詳見一百七十三頁）。另外，天然的綠松石很昂貴，高級的綠松石也很難買到。

❋ 效果

綠松石會讓持有者冷靜下來，緩和一時的感情波動，往好的方向發展。當你離開自己熟悉的環境，綠松石也有很強的輔助效果，拿來當外出旅遊的護身符也很合適。

✳ 天河石

為你
招來良機

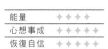

能量	✦✦✦✧
心想事成	✦✦✦✦✧
恢復自信	✦✦✦✦✧

當你運勢不順喪失自信的時候，或是跟旁人比較而自慚形穢的時候，天河石會幫你找回自信。所以請先冷靜下來，做自己能力所及的事情吧。

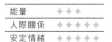
搭配效果

這種搭配方式有助於穩定心靈，重拾冷靜。當你情緒不穩時，不妨使用這種搭配。

✳ 紫水晶

找回
平穩的心境

能量	✦✦✦✧
人際關係	✦✦✦✦✧
心靈穩定	✦✦✦✦✧

數字 2 的守護石

這種能量水晶會幫你重拾心靈平靜，尤其在內心不安的時候，有緩和情緒的效果。對療癒失眠也大有幫助。

搭配效果

這兩種能量水晶都有穩定心靈的作用，會消除你心中的邪念，讓你找回自我。

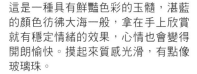
搭配種類

✳ 海藍玉髓

放鬆你的心靈

能量	✦✦✦
人際關係	✦✦✦✦✧
安定情緒	✦✦✦✦✧

這是一種具有鮮豔色彩的玉髓，湛藍的顏色彷彿大海一般，拿在手上欣賞就有穩定情緒的效果，心情也會變得開朗愉快。摸起來質感光滑，有點像玻璃珠。

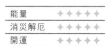
搭配效果

這兩種能量水晶都是鮮豔的藍色，彷彿連心靈都能獲得淨化。當你情緒消沉時，這種搭配方式會減輕你的壓力，讓你重拾健康的心靈。

✳ 青金石

很適合當
交通安全護身符

能量	✦✦✦✦✦
消災解厄	✦✦✦✦✦
開運	✦✦✦✦✧

這是一種守護效果很好的能量石，對超自然現象特別有效，那些看不見的能量再也傷害不了你，又能改變整體的運勢。

搭配效果

這兩種能量石都有很棒的守護效果，拿來當交通安全的護身符也很有效，可以化解負面的能量。

Tiger's Eye

虎眼石

為你招來功成名就的機會

又稱虎睛石

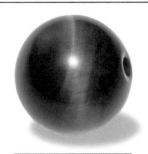

礦石的能量和效果	
能量	✦✦✦✦✦
財運	✦✦✦✦✦
工作	✦✦✦✦✦

適合做成一些
小吊飾

虎眼石有很強大的能量，比較不適合
初學者配戴。真要使用的話，請先從
少量用起，慢慢增加數量和尺寸。建
議可以做成小吊飾配戴。

**不能搭配的
能量水晶**

沒有

可以搭配
任何能量石。

❋ 適用時機

你會被虎眼石吸引，代表你快要
碰上人生的轉機了，絕佳的機會
近在眼前。虎眼石會提高你的洞
察力，你一眼就知道自己需要哪
些東西。

❋ 特色

虎眼石是一種咖啡色又帶有黃色
紋理的漂亮礦石，可以直接用水
分和陽光淨化，使用起來相當便
利。不過，虎眼石害怕鹽分，請
勿長時間接觸鹽分。這種能量石
算是比較好入手的類型，又是基
本款，一下子就能感受到效果，
因此非常受歡迎。

❋ 效果

當你想要改變現狀，虎眼石會助
你實現願望。虎眼石不僅有開運
的效果，還會強化你的心智，帶
給你改變現狀的精神力，以及冷
靜的觀察力和判斷力。

✳ 石榴石

關鍵時刻
會保護你

能量	＋＋＋＋＋
勝利運	＋＋＋＋＋
破鏡重圓	＋＋＋＋＋

數字 8 的守護石

石榴石會提升你的能量，強化你的勝利運勢，讓你的努力開花結果。就好像在告訴你：「你已經很努力了，不用擔心有不好的結果」。

✛ 搭 配 效 果

石榴石有提升勝利運的功效，搭配虎眼石，會在關鍵時刻形成守護力。當你面臨重大的考試、比賽、談判，或是不得不抗爭的情況，這種搭配是最強大的靠山。

✳ 太陽石

你會獲得
別人的信賴

能量	＋＋＋＋＋
達成目標	＋＋＋＋＋
領導力	＋＋＋＋＋

這種礦石具有陽剛的能量，會帶來領導力和果敢的特質。你將充滿勇往直前的膽量和行動力，不管任何時候都不放棄。

✛ 搭 配 效 果

居於領導地位的人，或是想要發揮領袖魅力的人，都能用這種搭配方式。這兩種能量石可以提升你的判斷力，讓你成為一個值得信賴的人。

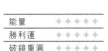

搭 配 種 類

✳ 煙晶

成功的良機
必將化為現實

能量	＋＋＋＋
心想事成	＋＋＋＋＋
消除不安	＋＋＋＋

數字 4 的守護石

煙晶會消除你的不安，引導出被埋沒的潛能。當然，要有實際行動才能引導出來，行動也會帶給你自信，讓你相信自己是被需要的。

✛ 搭 配 效 果

當你碰上良機，這種搭配會讓你心想事成，幫助你追求目標。請放心行動吧。

✳ 髮晶

提升你的
工作運勢

能量	＋＋＋＋＋
財運	＋＋＋＋＋
活力	＋＋＋＋＋

數字 5 的守護石

這種水晶彷彿夾雜了金色的絲線一樣，金光閃閃的顏色有提升財運的效果，很受歡迎；而且更有「良機到來」的涵義。

✛ 搭 配 效 果

這種搭配最適合提升工作運勢，尤其業務員更需要，這個組合會帶你勇往直前，努力開拓市場。需要改變現狀時，也很適合用。

天眼石

趨吉避凶的效果強大，保你平安度日

又稱天珠，瑪瑙的一種

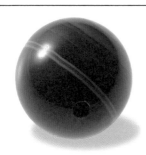

礦石的能量和效果

能量	✦✦✦✦✦
消災解厄	✦✦✦✦✦
洞察力	✦✦✦✦✦

搭配使用要特別留意

如何使用能量水晶

天眼石消災解厄的效果非常強大，但搭配的方式稍有偏差，反而會破壞能量水晶之間的共鳴。不能搭配的能量水晶，請不要放在同一款飾品中。

不能**搭配的**能量水晶

海藍寶	紫鋰輝石
霰石	粉紅蛋白石
天使石	藍托帕石
橙月光石	月光石
	摩根石
	拉利瑪
	紅紋石
	薔薇輝石

✳ 適用時機

你會被天眼石吸引，代表你可能對周遭的能量特別敏感。不管是在面對環境問題、人際問題或超自然問題的時候天眼石都會保護你。

✳ 特色

天眼石是一種黑色中又帶有瞳斑的瑪瑙，硬度非常高，堅固又耐用。天眼石害怕鹽分，保養時請特別留意。

✳ 效果

天眼石是最適合拿來消災解厄的礦石，尤其有鮮明瞳斑的天眼石，會強化你的洞察力，讓你一眼就看穿隱性的障礙，生活也會變得更自在。

✹ 紫水晶

你會變得
善解人意

能量	✦✦✦✦✧
人際關係	✦✦✦✦✧
心靈穩定	✦✦✦✦✦

數字 2 的守護石

這種能量水晶可以幫你重拾心靈安定。尤其在內心不安的時候，有鎮定情緒、保持從容不迫的效果。對療癒失眠也大有幫助。

搭 配 效 果

這種搭配方式，可以讓你洞悉旁人的想法，減少人際關係的問題。

✹ 縞瑪瑙

滿足你想被
保護的需求

能量	✦✦✦✦✧
消災解厄	✦✦✦✦✧
專注力	✦✦✦✦✧

數字 7 的守護石

這種能量水晶消災解厄的力量最為強大，會保護持有者，消除一切壞事。想要提升專注力時也適合配戴。

搭 配 效 果

這兩種能量石都有消災解厄的效果，搭配在一起效果更加強大。當你無論如何都需要保護，或是想要改變現狀時，不妨使用這種搭配方式。

搭 配 種 類

✹ 煙晶

讓你不再
隨波逐流

能量	✦✦✦✦✧
心想事成	✦✦✦✦✦
消除不安	✦✦✦✦✧

數字 4 的守護石

煙晶會消除你的不安，引導出被埋沒的潛能。當然，要有實際行動才能引導出來，行動也會帶給你自信，讓你相信自己是被需要的。

搭 配 效 果

如果你不想再被旁人的感情影響，不妨使用這種搭配方式。容易隨波逐流的人，不敢說出自己意見的人，都可以嘗試看看。

✹ 青金石

讓你在現實社會中
過得平順自在

能量	✦✦✦✦✦
消災解厄	✦✦✦✦✦
開運	✦✦✦✦✦

這是一種守護效果很好的能量水晶，對超自然現象特別有效，那些看不見的能量，再也傷害不了你，又能改變整體的運勢。

搭 配 效 果

這種搭配有很強大的靈感能量，當你覺得日子不好過，建議可以嘗試看看，你將會完美的融入現實社會中。

紫龍晶

消除恐懼和不安的情緒

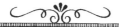

又稱查羅石

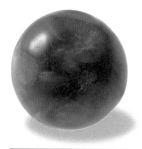

礦石的能量和效果	
能量	✦✦✦✦✦
療癒力	✦✦✦✦✦
消除不安	✦✦✦✦✦

仔細觀察顏色變化

如何使用能量水晶

紫龍晶的顏色變動很大,當顏色慢慢轉灰的時候,戴在身上就沒什麼效果了。紫龍晶會吸收負面能量,需要經常淨化才行。

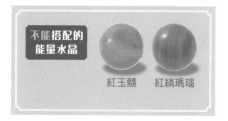

不能搭配的能量水晶

紅玉髓　紅縞瑪瑙

※ 適用時機

你會被紫龍晶吸引,代表你可能正飽受恐懼的侵害。那是一種精神上的恐懼感,而且幾乎是自己惹出來的。紫龍晶有很棒的療癒力,能消除你的不安。

※ 特色

紫龍晶號稱三大之一,帶有紫色的美麗斑紋,能量相當強大,是最容易感受到效果的療癒石。紫龍晶使用起來很方便,又很容易買到,唯一只害怕鹽分侵蝕,請不要長時間接觸鹽分。

※ 效果

這種能量石會消除你心中杯弓蛇影的恐懼,就像一把斬斷迷惘的寶劍,幫助你徹底根除恐懼的情緒。

✳ 紫水晶

呵護你的心靈

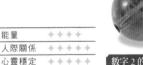

能量	✦✦✦✦
人際關係	✦✦✦✦✦
心靈穩定	✦✦✦✦✦

數字 2 的守護石

這種能量水晶可以幫你重拾心靈安定。尤其在內心不安的時候,有鎮定情緒、保持從容不迫的效果。對療癒失眠也大有幫助。

✚ 搭配效果

這兩種能量水晶會消除不安和恐懼感,呵護你的心靈,讓你安心度日。

✳ 琥珀

有效緩解
身體不適

能量	✦✦✦✦
財運	✦✦✦✦✦
機會	✦✦✦✦✦

琥珀會吸收你身心的負面能量,就好比植物吸收二氧化碳一樣。也有緩解緊張的作用,讓你在關鍵時刻發揮出百分之百的實力。

✚ 搭配效果

這種搭配會消除負面能量,一併帶走恐懼和不安。消除生理不適的效果也很好,但這兩種礦石搭配在一起能量很強大,最好不要長時間配戴。

❧ 搭 配 種 類 ❧

✳ 舒俱徠石

消除你的恐懼

能量	✦✦✦✦
療癒力	✦✦✦✦✦
安心感	✦✦✦✦✦

舒俱徠石會引導你,讓你獲得內心嚮往的寧靜歸宿。而且會發揮療癒的效果,消除身心的負面能量,效果變幻莫測。總之,各種輔助效果都會帶給你安心感。

✚ 搭配效果

這種搭配方式可以讓你安心行動,消除內心強烈的恐懼感。當你躊躇不前時,不妨抱著求心安的態度配戴看看。

✳ 拉利瑪

調適身心的能量

能量	✦✦✦✦✦
療癒力	✦✦✦✦✦
改變	✦✦✦✦✦

號稱三大療癒石之一,擁有非常優異的療癒效果。你會接收到很多未來能量,充滿安心的感覺。

✚ 搭配效果

這兩種能量石都是三大療癒石,搭配在一起會產生很大的安心感。有調適身心能量的作用,對心靈和現實生活都大有益處。

新翠

化解心靈創傷，讓你看到希望

又稱中國翡翠

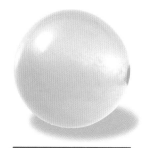

礦石的能量和效果	
能量	✦✦✦
療癒力	✦✦✦✦✦
淨化	✦✦✦✦✦

**相信自己
一定會幸福**

散發著柔和清淨的能量，戴在身上很快就會看到效果，彷彿情況一下子就獲得了改善，傷痛也都被療癒了。配戴時，請相信自己一定會幸福。

**不能搭配的
能量水晶** 　沒有

可以搭配
任何能量石。

✳ 適用時機

你會被新翠吸引，代表你可能內心受創，幾乎可以說是欲振乏力。在這種情況下，新翠會化解你內心的傷痛，讓你看到未來的希望。

✳ 特色

新翠另一個耳熟能詳的名字，是「中國翡翠」。嚴格來說這不是翡翠，而是一種石英類的礦石。硬度相對較高，不容易破損，也不怕水分、鹽分、陽光，保養起來很簡單。

✳ 效果

這種能量水晶，會讓內心受創的人看到希望。礦石本身有很正向的能量，當你內心的創傷痊癒，即可展開一段全新的人生，速度快到你難以想像。

✳ 綠玉髓

帶你走入
全新的境界

能量	✦✦✦✦✧
療癒力	✦✦✦✦✦
希望	✦✦✦✦✦

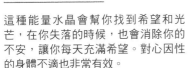

這種能量水晶會幫你找到希望和光芒，在你失落的時候，也會消除你的不安，讓你每天充滿希望。對心因性的身體不適也非常有效。

✛ 搭配效果

這兩種礦石有相似的能量，會消除負面感情，迅速帶你走向全新的境界。

✳ 葡萄石

消除心靈的疲勞

能量	✦✦✦✦✧
療癒力	✦✦✦✦✦
淨化	✦✦✦✦✦

光滑圓潤的葡萄石顏色活像膠原蛋白，人們也喜歡葡萄石美容保健的效果，而且放鬆的效果也相當好。

✛ 搭配效果

這兩種礦石的外觀相似，會產生良好的共鳴效果，適合用來消除精神上的疲勞。

❖ 搭配種類 ❖

✳ 螢石

為你帶來
明朗的未來

能量	✦✦✦✦✧
療癒力	✦✦✦✦✦
淨化	✦✦✦✦✦

極具透明感的螢石，單純欣賞也有淨化心靈的效果，會排除負面的能量。你的心靈也會跟著透明，不再產生負面情緒。

✛ 搭配效果

這種搭配方式會消除過去的創傷，創造美好的未來，你將走向一條康莊大道。

✳ 孔雀石

有很棒的淨化
和療癒效果

能量	✦✦✦✦✦
消災解厄	✦✦✦✦✦
療癒力	✦✦✦✦✦

豔綠色的孔雀石，會中和負面的能量，是十分可靠的能量石。你可以保持明確的自我意志，不會被其他人的感情影響。

✛ 搭配效果

這個組合會同時發揮淨化和療癒的作用，幫你消除內心的沉痾，讓你常保平靜。

Pearl

珍珠

帶給你關愛和安寧

又稱真珠

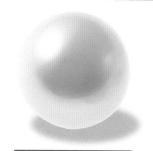

礦石的能量和效果	
能量	✦✦✦
戀愛	✦✦✦✦✦
愛情	✦✦✦✦✦

如何使用能量水晶

建議當成
飾品配戴

珍珠經常被設計成飾品，戴在身上看起來雍容華貴。另外，珍珠可以搭配任何礦石，發揮每一種礦石的優點。

不能搭配的能量水晶

沒有

可以搭配
任何能量石。

✳ 適用時機

你會被珍珠吸引，代表你或許有些疲倦了，需要療癒和安心感。稍微放慢生活步調，過上悠閒的人生吧。

✳ 特色

一般人都把珍珠當成寶石，而不是能量水晶，但這是一種充滿自然能量的寶石，也是六月的誕生石，相當受歡迎。珍珠是在貝殼的呵護下成長的，能量細膩又容易受到外在因素的影響，所以表面容易受損，使用時要格外留意。再者，珍珠不能接觸到水分、鹽分、陽光，必須選用其他淨化方法（詳見一百七十三頁），保養也須格外留意。

✳ 效果

這種能量石會呵護你，培養出你的赤子之心。尤其很適合化解年幼時的心靈創傷，讓你勇於邁向全新的人生。

✳ 海藍寶

提升結婚的運勢

能量	◆ ◆ ◆
戀愛	◆ ◆ ◆ ◆ ◆
結婚	◆ ◆ ◆ ◆ ◆

數字 9 的守護石

海藍寶能夠強化你和另一半的關係，幫助你們修成正果；而且可以深化家庭關係，讓家庭更圓滿。當你想追求確切的進展，不妨配戴海藍寶。

✚ 搭 配 效 果

這種搭配方式會提升結婚運，你們會變得更加坦率，互相包容對方。

✳ 白水晶

當下產生療癒的效果

能量	◆ ◆ ◆ ◆
淨化	◆ ◆ ◆ ◆ ◆
開運	◆ ◆ ◆ ◆ ◆

白水晶是最萬能的能量水晶，基本上是用來淨化和開運的，會解放持有者的心靈，讓你不再畏畏縮縮。

✚ 搭 配 效 果

這兩種能量水晶都有襯托其他礦石的作用，搭配在一起會截長補短，當下立即產生療癒的效果。

搭 配 種 類

✳ 珍珠貝母

深化親子關係

能量	◆ ◆ ◆
療癒力	◆ ◆ ◆ ◆ ◆
母性	◆ ◆ ◆ ◆ ◆

珍珠貝母本來是包覆珍珠的貝殼，具有溫柔守護的能量，彷彿守護幼兒的慈母。會帶給周圍開朗的能量，增進人與人的關係。

✚ 搭 配 效 果

這種搭配方式有增進母子關係的效果，親子之間的關係會更加良好，也會懂得互相體諒對方。

✳ 粉晶

在戀愛時
成為你的心靈依靠

能量	◆ ◆ ◆ ◆
戀愛	◆ ◆ ◆ ◆ ◆
療癒力	◆ ◆ ◆ ◆ ◆

粉晶也象徵愛情，是非常受歡迎的能量水晶。同時會增加持有者的魅力，讓你過得更加幸福。你對另一半的愛意會更深厚，充滿體貼和關懷之意。

✚ 搭 配 效 果

這種搭配方式會療癒你受傷的心靈，讓你坦率面對自己的心意。失戀時也是很好的心靈依靠。

Pyrite

黃鐵礦

幫你消災解厄，提升財運

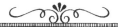

又稱愚人金

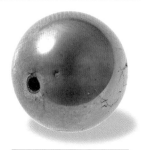

礦石的能量和效果

能量	✦✦✦✦✦
活力	✦✦✦✦✦
淨化	✦✦✦✦✦

如何使用
能量水晶

每個家庭都該有這樣的守護石

黃鐵礦的能量很強，會在無形中激勵持有者。做成手環配戴固然很好，但在家中放一顆黃鐵礦的原石，也有極佳的守護效果。

不能搭配的能量水晶　　沒有

可以搭配
任何能量石。

✳ 適用時機

你會被黃鐵礦吸引，代表你可能運勢不好，好像做什麼都不順利。其中一個原因是，你可能太容易受到環境的影響。

✳ 特色

黃鐵礦看起來就像金礦一樣亮晶晶的，而且礦物比重極大，給人一種沉甸甸的印象。藍銅礦和青金石中，也有一部分的黃鐵礦，所以那兩種礦石也閃閃發光。黃鐵礦稍微碰到水沒有太大的影響，但請不要長時間泡在水中。另外，黃鐵礦也不太能抵擋鹽分，需要選擇其他的淨化方法（詳見一百七十三頁）。

✳ 效果

黃鐵礦有很強大的能量，可以大幅改變你現在的生理狀況。尤其消災解厄的效果很棒，容易被環境影響的人，戴上黃鐵礦會產生堅定的能量，不再受人影響。

✳ 藍銅礦

調整
靈感能量

能量	✦ ✦ ✦ ✦ ✦
消災解厄	✦ ✦ ✦ ✦ ✦
調整	✦ ✦ ✦ ✦ ✦

這是一種會調整超自然能量的礦石，一些專業的療癒師和宗教人士，都很喜歡這種能量石。

✚ 搭配效果

藍銅礦當中有一部分的黃鐵礦，兩者關係十分密切。當你需要調整靈性能量，這種搭配有很不錯的效果。

✳ 虎眼石

情況會
逐漸好轉

能量	✦ ✦ ✦ ✦ ✦
財運	✦ ✦ ✦ ✦ ✦
工作	✦ ✦ ✦ ✦ ✦

數字 1 的守護石

這種能量石會提升工作運和財運，非常受歡迎。虎眼石會強化你的洞察力，讓你迅速掌握環境變化。有了虎眼石，你會充滿行動力，勇於抓住機會。

✚ 搭配效果

這是一種用來抓住機會的搭配方式，沉甸甸的黃鐵礦能量相當穩定，你的情況也會穩定好轉。

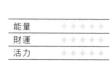
搭 配 種 類

✳ 青金石

守護效果
極佳

能量	✦ ✦ ✦ ✦ ✦
消災解厄	✦ ✦ ✦ ✦ ✦
開運	✦ ✦ ✦ ✦ ✦

這是一種守護效果很好的能量石，對超自然現象特別有效，那些看不見的能量再也傷害不了你，又能改變整體的運勢。

✚ 搭配效果

青金石當中有一部分的黃鐵礦，兩者關係十分密切。當你需要保護時，這種搭配有很不錯的效果。

✳ 髮晶

適合用來
提升財運

能量	✦ ✦ ✦ ✦ ✦
財運	✦ ✦ ✦ ✦ ✦
活力	✦ ✦ ✦ ✦ ✦

數字 5 的守護石

這種水晶彷彿夾雜了金色的絲線一樣，金光閃閃的顏色有提升財運的效果，很受歡迎；而且更有「良機到來」的涵義。

✚ 搭配效果

想提升財運的話，很適合用這種搭配方式。兩種金光閃閃的能量水晶，會帶來各式各樣的好運。

白紋石

消除你的依賴心，養成獨立自主的習性

又稱白松石

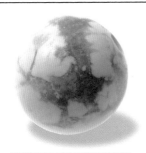

礦石的能量和效果	
能量	✦✦✦✦
活力	✦✦✦✦✦
淨化	✦✦✦✦✦

**如何使用
能量水晶**

像鏡子一樣
映照你的心

白紋石會像鏡子一樣映照你的內心，當你太依賴某些人事物時，白紋石會讓你知道自己的問題所在。如果配戴之後碰到相關事件發生，請試著調整自己的心態。

**不能搭配的
能量水晶**

可以搭配
任何能量石。

✳ 適用時機

你會被白紋石吸引，代表你可能有點依賴周遭的人事物了。請找回自我，靠自己的力量行動吧。

✳ 特色

白紋石的外觀就像白色瓷器，擁有不可思議的魅力。白紋石很討厭水分，使用時要格外留意。另外，白紋石也不喜歡鹽分和陽光，請牢記在心。而且這種能量石硬度不高，萬一捧到或撞到容易碎裂，請小心使用。為了常保能量，白紋石需要頻繁淨化（詳見一百七十三頁）。

✳ 效果

這種能量石有很好的療癒效果，會帶給你療癒的能量，而且有穩定心靈的作用，戴在身上可以消除不安、放鬆心靈。

✳ 縞瑪瑙

消除內心的
糾葛

能量	✦ ✦ ✦ ✦ ✦
消災解厄	✦ ✦ ✦ ✦ ✦
專注力	✦ ✦ ✦ ✦

數字 7 的守護石

這種能量水晶消災解厄的力量最為強大，會保護持有者，消除一切壞事。想要提升專注力時也適合配戴。

➕ 搭 配 效 果

當你內心有糾葛，無法坦率面對自己的心意，這種搭配方式會幫助你反省，重拾你率直的心靈。

✳ 玉髓

淨化
沉滯的感情

能量	✦ ✦ ✦
人際關係	✦ ✦ ✦ ✦ ✦
結緣	✦ ✦ ✦ ✦ ✦

這種能量水晶有很溫和的能量，也有結緣的效果。另外，當你對人際關係感到疲倦，玉髓也有調適心態的作用。

➕ 搭 配 效 果

這種搭配可以淨化沉滯的感情，克制你對旁人的怨言，讓你重拾平穩的心。

❖ 搭 配 種 類 ❖

✳ 白水晶

$\overline{\text{淨化}}$
$\overline{\text{你的心靈}}$

能量	✦ ✦ ✦ ✦
淨化	✦ ✦ ✦ ✦
開運	✦ ✦ ✦ ✦ ✦

白水晶是最萬能的能量水晶，基本上是用來淨化和開運的，會解放持有者的心靈，讓你不再畏畏縮縮。

➕ 搭 配 效 果

白紋石會吸收你的負面能量，白水晶則會淨化那些能量，恢復白紋石的作用。兩者搭配在一起，能有效發揮白紋石的效果。

✳ 煙晶

幫你找回
自我

能量	✦ ✦ ✦ ✦
心想事成	✦ ✦ ✦ ✦
消除不安	✦ ✦ ✦ ✦

數字 4 的守護石

煙晶會消除你的不安，引導出被埋沒的潛能。當然，要有實際行動才能引導出來，行動也會帶給你自信，讓你相信自己是被需要的。

➕ 搭 配 效 果

當你對現狀感到不滿，或是鑽牛角尖失去信心時，這種搭配會幫你找回自我。

粉紅蛋白石

為你帶來新的邂逅和人生的轉機

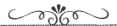

蛋白石的一種

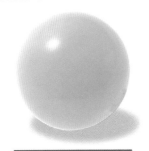

礦石的能量和效果	
能量	✦ ✦ ✦ ✦ ✦
戀愛	✦ ✦ ✦ ✦ ✦
新的邂逅	✦ ✦ ✦ ✦ ✦

如何使用能量水晶

要以積極正向的心態配戴

粉紅蛋白石有很強大的吸引力，以正面的心態配戴效果才會好的效果。反之，在情緒低落時配戴，刺激會太過強烈。女性比較適合配戴粉紅蛋白石。

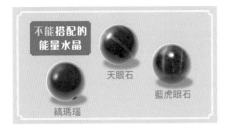

不能搭配的能量水晶

天眼石

藍虎眼石

縞瑪瑙

❋ 適用時機

你會被粉紅蛋白石吸引，代表你每天都過得很開心，而且很期待未來的發展。男性會被你的氣質吸引，對你產生興趣。這種能量石會為你帶來新的邂逅和人生的轉機。

❋ 特色

顧名思義，粉紅蛋白石是一種蛋白石，只有淡淡的粉紅色，並沒有七彩的虹光。這種淡粉色很可愛，相當受歡迎。可惜粉紅蛋白石質地脆弱，容易損壞，使用要格外留意。而且它也不喜歡鹽分和陽光，保養時也要小心。

❋ 效果

粉紅蛋白石又稱為「邱比特石」，具有很明朗的能量，會吸引周遭的人。因此也有帶來全新邂逅的效果，讓人生更加多采多姿。

✳ 藍紋瑪瑙

找到你的
知己

能量	✦✦✦✦✧
人際關係	✦✦✦✦✧
邂逅	✦✦✦✦✦

數字 6 的守護石

藍紋瑪瑙又稱為友誼之石，會幫助你
找到知己。你會遇到可以安心在一起
的對象，彼此一見如故。

✚ 搭 配 效 果

這兩種能量石都有吸引伴侶的效果，
搭配在一起可以用來尋找你的知己，
堪稱最棒的組合。

✳ 紅髮晶

讓你的戀情
熱情如火

能量	✦✦✦✦✦
活力	✦✦✦✦✦
求子	✦✦✦✦✧

這是一種髮晶，看起來就像夾雜了紅
髮絲一樣。有活化能量的作用，適合
搭配充滿活力的能量水晶，一起配戴
在身上會激發出更強大的能量。

✚ 搭 配 效 果

這種搭配充滿熱情的能量，想要嘗試
熱戀或一見鍾情的人都能使用。不
過，這種效果來得快去得也快，找到
伴侶後，最好換一種穩定的搭配方式。

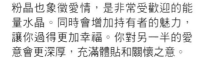

搭 配 種 類

✳ 粉晶

讓你談一場
純粹的戀愛

能量	✦✦✦✦✧
戀愛	✦✦✦✦✦
療癒力	✦✦✦✦✧

粉晶也象徵愛情，是非常受歡迎的能
量水晶。同時能增加持有者的魅力，
讓你過得更加幸福。你對另一半的愛
意會更深厚，充滿體貼和關懷之意。

✚ 搭 配 效 果

這是一種很穩定的搭配方式，充滿女
性的特質。對方會感受到你的溫柔，
自然而然被你吸引。你可以談一場很
純粹的戀愛。

✳ 紅紋石

給你不一樣的
邂逅

能量	✦✦✦✦✦
戀愛	✦✦✦✦✦
吸引力	✦✦✦✦✦

想提升戀愛運和吸引力，這是最具代
表性的能量水晶了。外觀看上去也非
常華麗，戴在身上有種熱情豔麗的風
采，而且可以讓你每天過得更愉快，
感情也更加豐富。

✚ 搭 配 效 果

這種搭配方式有很強的吸引力，堪稱
最棒的組合。當你需要刺激或全新的
邂逅，不妨使用這種有效的搭配方
式。

黑尖晶石

發掘你的活力，讓你每天充滿能量

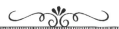

尖晶石的一種

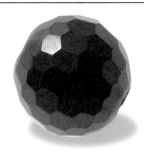

礦石的能量和效果

能量	✦✦✦✦✦
活力	✦✦✦✦✦
淨化	✦✦✦✦✦

如何使用能量水晶

有各式各樣的效果

黑尖晶石配戴在不同的部位，有不一樣的意義。配戴在右手有淨化的作用，配戴在左手或脖子上有消災解厄和提升財運的效果。

不能搭配的能量水晶

沒有

可以搭配
任何能量石。

✳ 適用時機

你會被黑尖晶石吸引，代表你可能需要顯著的變化。只要你有堅定的意志，自然活力充沛。

✳ 特色

黑尖晶石是一種非常美麗的礦石，純黑色閃閃發亮。跟其他黑色的礦石相比，稱得上是最為明亮的種類。除了黑色的以外，還有紅色、粉紅色、紫色、藍色、綠色等各種顏色的尖晶石，黑尖晶石則是最普遍、最容易買到的種類，而且給人美麗又酷炫的印象，十分受歡迎。這種能量石硬度夠高，又不怕水分和陽光，保養起來很容易。

✳ 效果

配戴黑尖晶石會大幅強化你的能量，讓你每一天都充滿活力。再者，黑尖晶石有各式各樣的效果，包括淨化、療癒、消災解厄等等，都很有效。

✳ 虎眼石

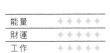

幫助你
掌握良機

能量	✦✦✦✦✦
財運	✦✦✦✦✧
工作	✦✦✦✦✧

數字 1 的守護石

這種能量石也有提升工作運和財運的效果，相當受歡迎。虎眼石會強化你的洞察力，讓你迅速掌握環境變化，你會勇於抓住機會。

✛ 搭 配 效 果

這種搭配方式會幫助你掌握良機，並帶給你所需的一切，大幅改變你的現況。

✳ 紫龍晶

克服
你的過去

能量	✦✦✦✦✦
療癒力	✦✦✦✦✦
消除不安	✦✦✦✦✧

紫龍晶也是三大療癒石之一，有療癒精神的效果。可以克服恐懼或脆弱的內心，讓你斷絕一切迷惘，開闢出康莊大道。

✛ 搭 配 效 果

這種搭配會幫你斬斷過去，讓你改頭換面。有了這兩種能量石的幫助，你就可以竭盡所能的去做當下該做的事。

搭 配 種 類

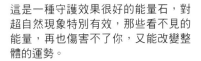

✳ 青金石

你會發現
變化的徵兆

能量	✦✦✦✦✧
消災解厄	✦✦✦✦✦
開運	✦✦✦✦✧

這是一種守護效果很好的能量石，對超自然現象特別有效，那些看不見的能量，再也傷害不了你，又能改變整體的運勢。

✛ 搭 配 效 果

這種搭配方式有很棒的守護效果，可以讓你冷靜下來反思現狀，產生改變的勇氣。

✳ 髮晶

以自我
為主軸

能量	✦✦✦✦✧
財運	✦✦✦✦✦
活力	✦✦✦✦✧

數字 5 的守護石

這種水晶彷彿夾雜了金色的絲線一樣，金光閃閃的顏色有提升財運的效果，很受歡迎；而且更有「良機到來」的涵義。

✛ 搭 配 效 果

這種搭配會凝聚你內心的堅強意念，養成明確的自我。企業經營者也適合配戴，有發揮領袖魅力的作用。

血滴石

提升生命能量，有創造生命的涵義

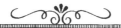

又稱血石、血石髓

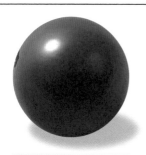

礦石的能量和效果	
能量	◆◆◆◆◆
活力	◆◆◆◆◆
求子	◆◆◆◆◆

想要求子的人適合配戴

這是一種很不可思議的能量石，有絕佳的求子效果。想要有小孩的人，最好一直配戴到生產為止。

不能搭配的能量水晶

可以搭配任何能量石。

✳ 適用時機

你會被血滴石吸引，代表你可能太過努力，能量無以為繼了。在這種情況下，血滴石是很可靠的存在，能發掘你內在潛藏的活力。

✳ 特色

血滴石是一種碧玉，看起來好像深綠的表面滲出血色一樣。而且硬度很高，不怕水分、鹽分、陽光，保養起來也容易，是一種很好用的能量水晶。

✳ 效果

血滴石和血液有密切的關係，有促進血液循環、提升幹勁的作用。另外，血滴石也和生命能量有密切關聯，求子的效果不可思議。

✳ 磷灰石

調整
身心平衡

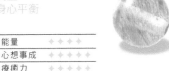

能量	✦ ✦ ✦ ✦
心想事成	✦ ✦ ✦ ✦ ✦
療癒力	✦ ✦ ✦ ✦ ✦

磷灰石有穩定身心、保持最佳狀態的效果。當你思緒紊亂的時候，也適合配戴這種能量石。

✚ 搭配效果

這種搭配方式可以調和兩種不同的能量，達到身心平衡，讓你心想事成。

✳ 石榴石

有效改善
虛寒體質

能量	✦ ✦ ✦ ✦ ✦
勝利運	✦ ✦ ✦ ✦ ✦
破鏡重圓	✦ ✦ ✦ ✦ ✦

數字 8 的守護石

石榴石會提升你的能量，強化你的勝利運勢，讓你的努力開花結果。就好像在告訴你：「你已經很努力了，不用擔心有不好的結果」。

✚ 搭配效果

這種搭配方式有改善血液循環、促進健康的作用，用來改善虛寒體質也很有效。

搭 配 種 類

✳ 綠簾花崗石

找回你的
最佳狀況

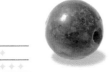

能量	✦ ✦ ✦
療癒力	✦ ✦ ✦ ✦ ✦
心靈穩定	✦ ✦ ✦ ✦ ✦

綠簾花崗石有安定心神、調整生理狀態的作用，讓你和自然的狀態更契合。

✚ 搭配效果

這是一種很均衡的搭配方式，你的身心將重拾最佳狀態。

✳ 紅髮晶

用來求子
很有效

能量	✦ ✦ ✦ ✦ ✦
活力	✦ ✦ ✦ ✦ ✦
求子	✦ ✦ ✦ ✦ ✦

這是一種髮晶，看起來就像夾雜了紅髮絲一樣。有活化能量的作用，適合搭配充滿活力的能量水晶，一起配戴在身上，會激發出更強大的能量。

✚ 搭配效果

這種搭配方式用來求子非常有效，有活化能量的作用，讓女性的身體充滿母性，真的有「喜獲麟兒」的效果。

Blue Tiger's Eye

藍虎眼石

排除你人生中的障礙

虎眼石的一種

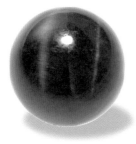

礦石的能量和效果	
能量	✦✦✦✦✦
消災解厄	✦✦✦✦✦
工作	✦✦✦✦✦

如何使用
能量水晶

初學者
慢慢嘗試就好

藍虎眼石有很強大的能量，不太適合初學者使用。所以，最好慢慢增加數量和尺寸，一開始先做成小吊飾配戴比較好。

不能搭配的
能量水晶

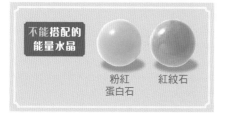

粉紅　　　紅紋石
蛋白石

✳ 適用時機

你會被藍虎眼石吸引，代表你可能碰到麻煩或問題，遲遲無法更進一步。在你情緒低落時，藍虎眼石會幫你重拾冷靜。

✳ 特色

藍虎眼石又稱為鷹眼石，是一種虎眼石，黑色質地中帶有藍色紋理，看起來非常漂亮。這種礦石使用上比較沒有限制，可以直接用水分和陽光淨化。唯獨害怕鹽分，請不要長時間接觸鹽分。藍虎眼石容易買到，又算是基本款，而且容易感受到效果，相當受歡迎。

✳ 效果

當你非常想做出改變卻又難以做到，藍虎眼石會打破這種矛盾的心態。你將產生勇往直前的力量，再也不會敗給現狀。另外，這種能量石會帶來良機，消除你人生的障礙。

✳ 菫青石

凡事都會
一帆風順

能量	✦✦✦✦
心想事成	✦✦✦✦✦
成功	✦✦✦✦✦

菫青石號稱「願景之石」，有達成目標的功效。這種能量水晶會讓你找回最佳狀態，將一切挫折和痛苦轉化為成功的資糧。

✚ 搭 配 效 果

當你遇到瓶頸停滯不前，這種搭配方式會帶來希望之光。首先，請回想自己努力的初衷是什麼，這兩種能量石自然會幫你達成目標。

✳ 縞瑪瑙

排除一切
障礙

能量	✦✦✦✦✦
消災解厄	✦✦✦✦✦
專注力	✦✦✦✦✦

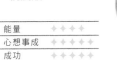
數字 7 的守護石

這種能量水晶消災解厄的力量最為強大，會保護持有者，消除一切壞事。想要提升專注力時也適合配戴。

✚ 搭 配 效 果

這兩種能量石都有消災解厄的效果，所以當你遇到瓶頸停滯不前，不妨使用這種搭配方式。

❧ 搭 配 種 類 ❧

✳ 虎眼石

讓你冷靜
往目標邁進

能量	✦✦✦✦
財運	✦✦✦✦
工作	✦✦✦✦

數字 1 的守護石

這種能量石會提升工作運和財運，非常受歡迎。虎眼石會強化你的洞察力，讓你迅速掌握環境變化。有了虎眼石，你會充滿行動力、勇於抓住機會。

✚ 搭 配 效 果

兩者同樣都是虎眼石，是一種很好用的搭配方式，而且有讓人冷靜的效果。當你想要獲得進展時，不妨使用這種搭配方式。

✳ 青金石

保護你
不受環境影響

能量	✦✦✦✦✦
消災解厄	✦✦✦✦✦
開運	✦✦✦✦✦

這是一種守護效果很好的能量水晶，對超自然現象特別有效，那些看不見的能量再也傷害不了你，又能改變整體的運勢。

✚ 搭 配 效 果

當你太在意別人的感受，或是受不了環境造成的變化，不妨使用這種搭配方式。

藍托帕石

指引你人生的方向

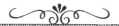

托帕石的一種

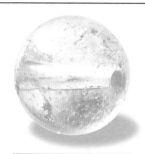

礦石的能量和效果

能量	✦✦✦✦✦
人際關係	✦✦✦✦✦
改變	✦✦✦✦✦

當你需要變化時會提供協助

如何使用
能量水晶

這種能量石會提供各種輔助，幫助你改變現狀，好比淨化回憶、穩定心神、達成目標等作用。有些藍托帕石是切割過的，也是很受歡迎的寶石。

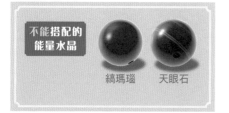

不能搭配的
能量水晶

縞瑪瑙　　天眼石

❋ 適用時機

你會被藍托帕石吸引，代表你可能正站在人生的岔路上。藍托帕石會帶給你很多幸福的選項。

❋ 特色

藍托帕石是一種托帕石，托帕石又稱為「黃玉」。有藍色、透明、粉紅、黃色、淡咖啡色等種類。橘色的帝王拓帕石是最高級的類別。藍托帕石的硬度很高，但容易碎裂，而且不喜歡陽光，保養時要特別留意。

❋ 效果

如果你想要明確的進展，或是體驗一些變化，藍托帕石會指引你正確的方向。簡單說，這種能量石的特質是「誠信」，當你要對另一半表達忠誠，也能用這種礦石。

※ 海藍寶

締造誠信的
關係

能量	✦✦✦
戀愛	✦✦✦✦✦
結婚	✦✦✦✦✦

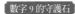

數字 9 的守護石

海藍寶能夠強化你和另一半的關係，幫助你們修成正果。而且可以深化家庭關係，讓家庭更圓滿。當你想追求確切的進展，不妨配戴這種能量石。

✚ 搭配效果

使用這種搭配方式，可以建立良性的伴侶關係，讓你待人接物都保持誠懇的心。

※ 天河石

為你帶來
必要的邂逅

能量	✦✦✦✦
心想事成	✦✦✦✦✦
自信回復	✦✦✦✦✦

當你運勢不順喪失自信的時候，或是跟旁人比較而自慚形穢的時候，天河石會幫你找回自信。所以請先冷靜下來，做自己能力所及的事情吧。

✚ 搭配效果

這種搭配方式會增強你的信心，並在人生不同的階段帶給你必要的邂逅。這兩種能量石會讓你過上更富足的人生。

搭 配 種 類

※ 月光石

順從你
前進的方向

能量	✦✦✦✦
人際關係	✦✦✦✦✦
戀愛	✦✦✦✦✦

又號稱情侶之石，會散發溫和的波動，深化情侶的關係。關鍵在於相互體貼的心意，要時時刻刻為對方著想，月光石會帶給你支持對方的勇氣。

✚ 搭配效果

這種搭配會激發月光石獨特的第六感，指引你前進的方向。

※ 拉利瑪

指點
你未來的走向

能量	✦✦✦✦✦
療癒力	✦✦✦✦✦
改變	✦✦✦✦

號稱三大療癒石之一，擁有非常優異的療癒效果。你會接收到很多未來能量，充滿安心的感覺。

✚ 搭配效果

這種搭配方式很適合用來打破現狀。當你遲遲無法獲得進展，這兩種能量石會緩和你煩躁的念頭，讓你看清未來該走的方向。

Blue Lace Agate

藍紋瑪瑙

為你找來心靈伴侶，讓你有機會認識知己

又稱蕾絲瑪瑙

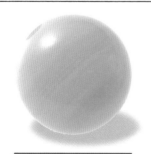

礦石的能量和效果

能量	✦✦✦✧
人際關係	✦✦✦✦✧
邂逅	✦✦✦✧✧

**適合用來解決
人際關係的問題**

一種很溫和的能量石，對促進邂逅有
很棒的效果。不只能培養伴侶之間的
感情，對友情也有幫助。適合有人際
關係的煩惱時配戴。

**不能搭配的
能量水晶**

可以搭配
任何能量石。

※ 適用時機

你會被藍紋瑪瑙吸引，代表你可
能對人際關係有點疲倦了。這種
能量水晶會成為人際關係的潤滑
劑，幫你消除各種麻煩和生活壓
力。

※ 特色

這是一種淡藍色的不透明礦石，
表面有類似蕾絲的紋路，所以又
被稱為蕾絲瑪瑙。藍紋瑪瑙的硬
度高又堅固，不怕陽光、水分、
鹽分，使用上相對來說比較方
便。

※ 效果

藍紋瑪瑙又稱為友誼之石，會幫
你找到心靈伴侶。已經有伴侶的
人，雙方的關係會更進一步。你
們將會成為彼此不可或缺的存
在，充滿信賴的關係。

✳ 海藍寶

用來發展
更進一步的關係

能量	✦✦✦
戀愛	✦✦✦✦✦
結婚	✦✦✦✦✦

數字 9 的守護石

海藍寶能夠強化你和另一半的關係，幫助你們修成正果。而且可以深化家庭關係，讓家庭更圓滿。當你想追求確切的進展，不妨配戴這種能量石。

➕ 搭配效果

這兩種能量石，有助於提升你和伴侶的溝通能力。當你希望雙方的關係更進一步，或是想要和好的時候，不妨使用這種搭配方式。

✳ 紫水晶

讓你對人際關係
充滿期待

能量	✦✦✦✦
人際關係	✦✦✦✦✦
心靈穩定	✦✦✦✦✦

數字 2 的守護石

這種能量水晶會幫你重拾心靈平靜，尤其在內心不安的時候，有緩和情緒的效果。對失眠也大有幫助。

➕ 搭配效果

對人際關係有憂慮，或是感受到壓力的人，都可以使用這種搭配方式，消除一切煩心的問題。

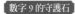
❧ 搭 配 種 類 ❧

✳ 月光石

為你帶來
最棒的邂逅

能量	✦✦✦✦
人際關係	✦✦✦✦✦
戀愛	✦✦✦✦✦

又號稱情侶之石，會散發溫和的波動，深化情侶的關係。關鍵在於相互體貼的心意，要時時刻刻為對方著想，月光石會帶給你支持對方的勇氣。

➕ 搭配效果

這兩種能量石，有助於強化伴侶之間的關係。在面對人際問題時，也可以帶給你解決問題的靈感，為你找到最棒的邂逅。

✳ 粉晶

發展穩定的
戀情

能量	✦✦✦✦
戀愛	✦✦✦✦✦
療癒力	✦✦✦✦✦

粉晶也象徵愛情，是非常受歡迎的能量水晶。同時會增加持有者的魅力，讓你過得更加幸福。你對另一半的愛意會更深厚，充滿體貼和關懷之意。

➕ 搭配效果

想要追求戀情的人，很適合用這種搭配方式。已經對戀愛感到疲倦，或是希望有穩定戀情的人，都可以使用這種搭配。

葡萄石

提供你由裡到外的輔助，讓你成為堅強又美麗的人

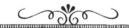

又稱綠碧榴

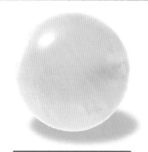

礦石的能量和效果	
能量	✦✦✦✦
療癒力	✦✦✦✦✦
淨化	✦✦✦✦✦

如何使用能量水晶

配戴在能接觸到肌膚的地方

這是一種對健康有益的能量石，尤其跟肌膚有密切關聯，可以讓你青春永駐，建議配戴在能接觸到肌膚的地方。

不能搭配的能量水晶

沒有

可以搭配任何能量石。

☀ 適用時機

你會被葡萄石吸引，代表你可能對現狀不滿，或是希望自己更加美麗耀眼。有這種念頭的人，葡萄石會提供你由裡到外的輔助，讓你變得更美麗。

☀ 特色

葡萄石是一種看起來很像麝香葡萄的綠色半透明礦石，質感圓潤相當可愛，有點類似膠原蛋白的感覺。葡萄石不怕陽光和鹽分，保養方式也十分簡單，算是一種方便好用的能量水晶。唯一美中不足的是，表面可能有一些損傷，或是內含其他礦物。不過，那也是葡萄石特有的天然美感。

☀ 效果

這種能量石用來解決感情上的問題，會發揮很強大的能量。而且會帶給你永不放棄的決心，是一種很可靠的能量石。

＊編註：作者提供圖像略偏藍，常見的葡萄石較綠。

✳ 綠玉髓

讓你心情
開朗明快

能量	◆ ◆ ◆ ◆
療癒力	◆ ◆ ◆ ◆ ◆
希望	◆ ◆ ◆ ◆ ◆

這種能量石會幫你找到希望和光芒，在你失落的時候，也會消除你的不安，讓你每天充滿希望。對心因性的身體不適也非常有效。

✚ 搭配效果

在你情緒低落、難以保持正向心態的時候，這兩種能量石會讓你重拾開朗的心情；而且對身心兩方面都有輔助的效果。

✳ 黃水晶

幫你
消除壓力

能量	◆ ◆ ◆ ◆
療癒力	◆ ◆ ◆ ◆
消除壓力	◆ ◆ ◆ ◆ ◆

黃水晶會幫你消除身心和財務上的壓力，帶給你心靈上的安定，就好像在告訴你：「你再也不用擔心了」。

✚ 搭配效果

這種搭配方式很適合用來放鬆身心，有消除壓力和憂慮的效果，可以讓你保持從容的心態，建議在休息時配戴。

❧ 搭配種類 ☙

✳ 拉長石

合成堅韌不屈
和韌性

能量	◆ ◆ ◆ ◆ ◆
心想事成	◆ ◆ ◆ ◆
堅強韌性	◆ ◆ ◆ ◆ ◆

數字 11 的守護石

拉長石的灰色代表大地，晶瑩的藍光則代表奇蹟之力。過去你做不到的事情，只要你好好去面對問題，絕對有開天闢地的一天。

✚ 搭配效果

葡萄石會讓你的感情更加剛毅堅韌，所以這種搭配方式很適合用來強化心靈，會賜予你貫徹始終的毅力。

✳ 粉晶

用來養顏美容
很有效

能量	◆ ◆ ◆ ◆
戀愛	◆ ◆ ◆ ◆
療癒力	◆ ◆ ◆ ◆ ◆

粉晶也象徵愛情，是非常受歡迎的能量水晶。同時會增加持有者的魅力，讓你過得更加幸福。你對另一半的愛意會更深厚，充滿體貼和關懷之意。

✚ 搭配效果

這種搭配方式對女性健康很有幫助，尤其用來美容特別有效，可以常保青春美麗，提供由內到外的保護。

螢石

宜洩負面的感情，讓心靈保持透明

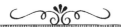

又稱氟石

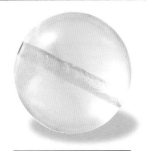

礦石的能量和效果

能量	✦✦✦✦
療癒力	✦✦✦✦✦
淨化	✦✦✦✦✦

不見得適合每個人配戴

如何使用能量水晶

螢石可以讓你的心靈保持通透明淨，
功效有點類似白水晶，但不見得適合
每一個人。不適合的人戴在身上有碎
裂的可能。

不能搭配的能量水晶

沒有

可以搭配
任何能量石。

❋ 適用時機

你會被螢石吸引，代表你可能內
心累積了負面的情感，或是感到
憂鬱。螢石在這種情況下會消除
你內心的沉痾，保持清淨的狀
態。

❋ 特色

螢石有各種不同的色彩，從綠色
到紫色都有（照片是綠色的螢
石）。不同顏色的螢石效果也不
一樣。螢石的硬度不高，容易碎
裂，使用時要格外小心。而且螢
石不喜歡陽光，請特別留意。

❋ 效果

綠色的螢石有很強的療癒力，紫
色的螢石則有活化腦部的功用。
整體來說，會幫你放下身心的累
贅，讓你重拾良好的狀況。

✳ 紫黃水晶

有相輔相成
的效果

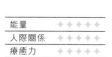

能量	✦✦✦✦✦
人際關係	✦✦✦✦✦
療癒力	✦✦✦✦✦

這是一種很美麗的能量水晶，夾雜著紫水晶和黃水晶，有介於紫色和黃色的色彩漸層，能夠幫你減輕人際關係的壓力。

✛ 搭配效果

紫黃水晶特別適合搭配紫色的螢石，有提升溝通能力的效果，而且還有相輔相成的作用。

✳ 綠玉髓

帶給你
療癒和能量

能量	✦✦✦✦
療癒力	✦✦✦✦✦
希望	✦✦✦✦✦

這種能量石會幫你找到希望和光芒，在你失落的時候，也會消除你的不安，讓你每天充滿希望。對心因性的身體不適也非常有效。

✛ 搭配效果

這兩種能量石的效果相似，外觀和能量也非常相襯，很適合搭配使用。當你需要淨化或療癒，不妨使用這種搭配方式。

搭配種類

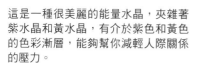

✳ 葡萄石

讓你過上
清爽愉快的每一天

能量	✦✦✦✦
療癒力	✦✦✦✦✦
淨化	✦✦✦✦✦

光滑圓潤的葡萄石顏色活像膠原蛋白，人們也喜歡葡萄石美容保健的效果，而且放鬆的效果也相當好。

✛ 搭配效果

葡萄石搭配綠色螢石的效果特別好，很適合用來增進健康。如果你希望每天過得清爽又自在，不妨使用這種搭配方式。

✳ 拉利瑪

帶給你
截然不同的新氣象

能量	✦✦✦✦✦
療癒力	✦✦✦✦✦
改變	✦✦✦✦✦

號稱三大療癒石之一，擁有非常優異的療癒效果。你會接收到很多未來能量，充滿安心的感覺。

✛ 搭配效果

這兩種能量石會帶給你未來的展望，產生截然不同的新氣象。這是一種充滿希望的美妙組合。

赤鐵礦

當你遇到重要的考試或比賽,想要提高運勢的時候

又稱黑膽石

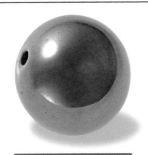

礦石的能量和效果

能量	✦✦✦✦✦
活力	✦✦✦✦✦
淨化	✦✦✦✦✦

建議配戴在左手上

如何使用能量水晶

這是一種具有強大能量的礦石,若要應用在日常生活中,最好做成手環配戴在左手上。

不能搭配的能量水晶

可以搭配
任何能量石。

✷ 適用時機

你會被赤鐵礦吸引,代表你可能正面臨考試或比賽這一類的關鍵時刻,而且情緒很亢奮。赤鐵礦會提供強力的輔助,讓你到最後都能發揮最佳狀態。

✷ 特色

赤鐵礦會綻放出類似鉛的光澤,是一種不透明的礦石。乍看之下好像很冷酷,但握在手中很快會感受到能量。赤鐵礦的硬度很高,表面又不容易受損,很適合在日常生活中使用。只不過,這種能量石害怕水和鹽分,必須選擇其他淨化方法(詳見一百七十三頁)。

✷ 效果

這種能量石的作用,主要聚焦在人類的血液循環上,所以在任何情況下都能賦予持有者活力。再者,赤鐵礦也具備爆發力,在關鍵時刻不妨配戴在身上吧。

❈ 縞瑪瑙

提升你的
專注力

能量	✦ ✦ ✦ ✦ ✦
消災解厄	✦ ✦ ✦ ✦ ✦
專注力	✦ ✦ ✦ ✦ ✦

數字 7 的守護石

這種能量石消災解厄的力量最為強大，會保護持有者，消除一切壞事。想要提升專注力時也適合配戴。

➕ 搭 配 效 果

這是用來提升專注力的搭配方式，當你碰到非處理不可的事情，卻遲遲無法行動，不妨使用這種搭配。

❈ 石榴石

適合用來
改善虛寒體質

能量	✦ ✦ ✦ ✦ ✦
勝利運	✦ ✦ ✦ ✦ ✦
破鏡重圓	✦ ✦ ✦ ✦ ✦

數字 8 的守護石

石榴石會提升你的能量，強化你的勝利運勢，讓你的努力開花結果。就好像在告訴你「你已經很努力了，不用擔心有不好的結果」。

➕ 搭 配 效 果

這是用來提升勝利運勢的搭配，在關鍵時刻會激發你的潛力，讓你獲得最棒的成果。而且有促進血液循環的功效，體質虛寒的人不妨使用看看。

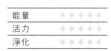
搭 配 種 類

❈ 虎眼石

保證帶給你
良好的結果

能量	✦ ✦ ✦ ✦ ✦
財運	✦ ✦ ✦ ✦ ✦
工作	✦ ✦ ✦ ✦ ✦

數字 1 的守護石

這種能量石會提升工作運和財運，非常受歡迎。虎眼石會強化你的洞察力，讓你迅速掌握環境變化。虎眼石會讓你充滿行動力、勇於抓住機會。

➕ 搭 配 效 果

想要抓住機會，或是需要有好結果的人，都很適合用這種搭配方式。尤其像推銷員這類需要業績的人，不妨使用看看。

❈ 黑尖晶石

提升你的
勝利運勢

能量	✦ ✦ ✦ ✦ ✦
活力	✦ ✦ ✦ ✦ ✦
淨化	✦ ✦ ✦ ✦ ✦

這是一種會帶來活力的能量水晶，可以大幅增加其他礦石的能量，產生更快更好的輔助效果。

➕ 搭 配 效 果

赤鐵礦搭配黑尖晶石，提升運勢的效果會得到最大強化。當你覺得快要撐不下去的時候，不妨用這種搭配再接再厲吧。

橄欖石

發揮開朗的能量，為你找到希望

色如橄欖而得名

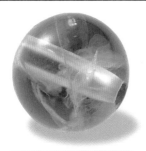

礦石的能量和效果	
能量	✦✦✦✦✦
活力	✦✦✦✦✦
希望	✦✦✦✦✦

如何使用能量水晶

適合情侶配戴！

橄欖石是一種很適合情侶配戴的能量石，可以常保良好的關係，以誠相待。據說，配戴在身上也有青春永駐的效果。

不能搭配的能量水晶

可以搭配任何能量石。

❋ 適用時機

你會被橄欖石吸引，代表你可能受到負面感情的影響，心裡覺得很痛苦。在這種情況下，橄欖石會發揮開朗的能量，替你找到未來的希望。

❋ 特色

橄欖石顧名思義，是一種深綠中又帶點黃色的透明礦石，同時也是八月的誕生石，十分受歡迎。最近橄欖石的產量大減，大型的橄欖石價格非常昂貴。橄欖石不怕水分、鹽分、陽光，保養起來很簡單。

❋ 效果

這種能量石會激發持有者開朗和閃耀的特質，讓你成為一個知性的人；而且也會對異性產生吸引力，每天都能過上愉快的生活。

❋ 海藍寶

常保美好的
關係

能量	✦ ✦ ✦
戀愛	✦ ✦ ✦ ✦ ✦
結婚	✦ ✦ ✦ ✦ ✦

數字 9 的守護石

海藍寶能夠強化你和另一半的關係，幫助你們修成正果。而且可以深化家庭關係，讓家庭更圓滿。當你想追求確切的進展，不妨配戴這種能量石。

✛ 搭配效果

這種搭配可以讓你和伴侶常保良好的關係，而且會讓你產生多元的包容力，包容對方的一切。

❋ 黃水晶

讓你充滿
期待感

能量	✦ ✦ ✦ ✦
療癒力	✦ ✦ ✦ ✦ ✦
消除壓力	✦ ✦ ✦ ✦ ✦

黃水晶會幫你消除身心和財務上的壓力，帶給你心靈上的安定，就好像在告訴你：「你再也不用擔心了」。

✛ 搭配效果

這兩種能量水晶會把負面的情感轉化為正面的情感，很適合搭配在一起使用。兩者會散發出開朗明快的能量，讓你對生活充滿期待。

❊ 搭 配 種 類 ❊

❋ 螢石

你的想像力
會更加豐富

能量	✦ ✦ ✦ ✦
療癒力	✦ ✦ ✦ ✦ ✦
淨化	✦ ✦ ✦ ✦

極具透明感的螢石，單純欣賞也有淨化心靈的效果，會排除負面的能量。你的心靈也會跟著透明，不再產生負面情緒。

✛ 搭配效果

這種搭配方式會刺激腦部，活化想像力，從事創意工作的人很適合配戴。

❋ 粉晶

激發出持有者
的魅力

能量	✦ ✦ ✦ ✦
戀愛	✦ ✦ ✦ ✦ ✦
療癒力	✦ ✦ ✦ ✦

粉晶也象徵愛情，是非常受歡迎的能量水晶。同時會增加持有者的魅力，讓你過得更加幸福。你對另一半的愛意會更深厚，充滿體貼和關懷之意。

✛ 搭配效果

這種搭配可以激發出你內在的光輝，讓你成為一個更有魅力的人。對自己缺乏信心的人也很適合配戴。

珍珠貝母

讓你徜徉在愛意中，散播愛意關懷他人

又稱真珠母貝

礦石的能量和效果

能量	◆◆◆
療癒力	◆◆◆◆◆
母性	◆◆◆◆◆

最好時常放在身邊

如何使用能量水晶

珍珠貝母本來是守護珍珠的貝殼，配戴在身上也有守護持有者的效果，而且會培育出溫柔體貼的性情。長期配戴在身上，能夠明確感受到效果。

不能搭配的能量水晶 沒有

可以搭配
任何能量石。

※ 適用時機

你會被珍珠貝母吸引，代表你或許應該更重視自己。你必須有更寬宏的心胸，將你的關愛分享給其他人。

※ 特色

珍珠貝母原本是貝殼的內層，就像母親一樣守護著珍珠，因此被稱為「珍珠貝母」。嚴格來說這不是寶石，而是天然的貝類。所以硬度不高，很容易碎裂，使用時要格外留意。好在珍珠貝母不怕水分、鹽分、陽光，保養起來很容易。有一些珍珠貝母被加工成飾品，建議不妨當成珠寶配戴。

※ 效果

珍珠貝母象徵母性，用來求子或祈求家運昌隆很有效，也有安胎和育兒的守護效果，因此非常受歡迎。珍珠貝母會讓你好好愛護自己，同時把這份關愛之意分享給其他人。

❋ 橙月光石

化解親子之間
的問題

能量	✦ ✦ ✦ ✦
人際關係	✦ ✦ ✦ ✦ ✦
求子	✦ ✦ ✦ ✦ ✦

這是一種充滿活潑能量的月光石，會
讓你保持積極正向的思維，建立愉快
的人際關係。

➕ 搭配效果

想要求子的人不妨使用這種搭配方
式。這兩種能量石，會化解生育和教
養小孩的所有問題。

❋ 粉紅蛋白石

為你帶來邂逅
和成長的機會

能量	✦ ✦ ✦ ✦
戀愛	✦ ✦ ✦ ✦ ✦
新的邂逅	✦ ✦ ✦ ✦ ✦

這種能量水晶又稱為「邱比特石」，
會為你帶來新的邂逅，效果值得期
待。

➕ 搭配效果

這種搭配方式會為你帶來邂逅和成長
的機會，並且提升女性的魅力，你將
成為異性眼中不可或缺的存在。

搭配種類

❋ 月光石

養成
溫柔體貼的性情

能量	✦ ✦ ✦ ✦
人際關係	✦ ✦ ✦ ✦ ✦
戀愛	✦ ✦ ✦ ✦ ✦

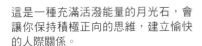

月光石又號稱情侶之石，會散發溫和
的波動，深化情侶的關係。關鍵在於
相互體貼的心意，要時時刻刻為對方
著想，月光石會帶給你支持對方的勇
氣。

➕ 搭配效果

這兩種能量石搭配在一起，你會對伴
侶更加溫柔，共同譜出一段美好的關
係。想要深化情侶關係的人，不妨嘗
試看看。

❋ 粉晶

為你的人生
增添色彩

能量	✦ ✦ ✦ ✦
戀愛	✦ ✦ ✦ ✦ ✦
療癒力	✦ ✦ ✦ ✦ ✦

粉晶也象徵愛情，是非常受歡迎的能
量水晶。同時會增加持有者的魅力，
讓你過得更加幸福。你對另一半的愛
意會更深厚，充滿體貼和關懷之意。

➕ 搭配效果

這是一種充滿女性魅力的組合，只要
你願意好好愛自己，這兩種能量水晶
會為你的人生增添更多色彩。

孔雀石

會消減負面能量，帶來好的轉機

又稱孔雀石綠

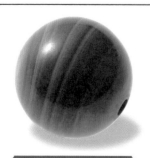

礦石的能量和效果	
能量	✦✦✦✦✦
消災解厄	✦✦✦✦✦
療癒力	✦✦✦✦✦

不要沾到水分

如何使用能量水晶

孔雀石很怕水，沾到水會漸漸失去光澤，表面也會變粗糙。尤其做成手環配戴的人，在洗手時最好拿下來。

不能搭配的能量水晶

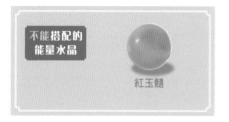

紅玉髓

❋ 適用時機

你會被孔雀石吸引，代表你可能對周圍的能量有些敏感。孔雀石會幫你消解負面的能量，改變你的現狀。

❋ 特色

這是一種綠色又帶有紋理的礦石，外觀十分美麗。不過，孔雀石很怕水，使用起來要格外留意。另外，孔雀石也不喜歡陽光和鹽分，同樣需要小心。這種能量石會化消負面的能量，可惜缺乏自我淨化的能力，能量很快就會消失。所以需要頻繁淨化，重新補充能量才行（詳見一百七十二頁）。

❋ 效果

這種能量石會消除周遭和心中的負面能量，效果很強勁。而且療癒力也很好，有助於緩解負面的狀況。用孔雀石對付任何負面能量都有效，例如負面的感情、不好的環境變化，甚至連惡靈都能消除，相當可靠。

✳ 藍銅礦

有靈感體質的人
適合配戴

能量	✦✦✦✦✧
消災解厄	✦✦✦✦✧
調整	✦✦✦✦✧

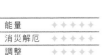

這是一種會調整超自然能量的礦石，
一些專業的療癒師和宗教人士，都很
喜歡這種能量水晶。

➕ 搭配效果

靈感較強或有超能力的人，都很適合
用這種搭配方式。這兩種能量石搭配
在一起有很強的能量，比較適合老手
使用。

✳ 縞瑪瑙

會發揮強大的
守護效果

能量	✦✦✦✦✦
消災解厄	✦✦✦✦✦
專注力	✦✦✦✦✧

數字 7 的守護石

這種能量水晶消災解厄的力量最為強
大，會保護持有者，消除一切壞事。
想要提升專注力時也適合配戴。

➕ 搭配效果

當你要抵禦周遭的負面能量，不妨使
用這種搭配方式。這兩種能量水晶會
提供強力的守護和輔助效果。

❧ 搭 配 種 類 ❧

✳ 白水晶

發揮淨化能力
扭轉現狀

能量	✦✦✦✦✧
淨化	✦✦✦✦✦
開運	✦✦✦✦✦

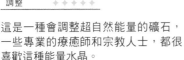

白水晶是最萬能的能量水晶，基本上
是用來淨化和開運的，會解放持有者
的心靈，讓你不再畏畏縮縮。

➕ 搭配效果

孔雀石本身缺乏自我淨化效果，搭配
白水晶使用，能量會更加持久。

✳ 青金石

淨化負面的
感情

能量	✦✦✦✦✧
消災解厄	✦✦✦✦✧
開運	✦✦✦✦✧

這是一種守護效果很好的能量石，對
超自然現象特別有效，那些看不見的
能量，再也傷害不了你，又能改變整
體的運勢。

➕ 搭配效果

這種搭配方式可以淨化負面感情，以
及負面的靈性能量。只不過，這兩種
能量石都需要勤加保養才行。

Moon Quartz

月光石英

幫你淨化負面能量，改善現狀

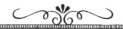

又稱乳白水晶

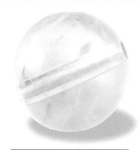

礦石的能量和效果

能量	✦✦✦✦✦
淨化	✦✦✦✦✦
改變	✦✦✦✦✦

如何使用能量水晶

配戴後
請順其自然

這種能量水晶，會增進你想要改變現狀的念頭。月光石英有豐沛的自然能量，建議你做任何事都要順其自然。

不能搭配的能量水晶

沒有

可以搭配
任何能量石。

※ 適用時機

你會被月光石英吸引，代表你可能想淨化自己的過去，做出積極正面的改變。這種能量水晶會提供各種層面的輔助。

※ 特色

月光石英產於喀喇崑崙山脈的喬戈里峰（世界第二高峰，K2），是一種特殊的水晶。整體是乳白色的，內部含有結晶，閃耀著美麗的光澤。月光石英的硬度很高，相當堅固。這種礦石能量降低的時候，顏色會泛黃。月光石英可以用水分、鹽分、陽光來淨化，使用起來很簡便。

※ 效果

這種能量水晶有很棒的淨化效果，可以淨化不安定的精神狀態；而且會溫柔包容持有者的心靈，緩解心靈的傷痛。當你需要大自然的智慧引導，不妨使用月光石英。

✳ 月光石

會提升
你的直覺

能量	✦✦✦✦✧
人際關係	✦✦✦✦✧
戀愛	✦✦✦✦✦

又號稱情侶之石，會散發溫和的波動，深化情侶的關係。關鍵在於相互體貼的心意，要時時刻刻為對方著想，月光石會帶給你支持對方的勇氣。

➕ 搭配效果

使用這種搭配能感受到大自然的能量，你的感官和直覺會變得更加敏銳。

✳ 摩根石

讓你更加
溫柔體貼

能量	✦✦✦✦✦
戀愛	✦✦✦✦✦
奉獻	✦✦✦✦✦

摩根石和海藍寶都屬於「綠柱石」，是充滿溫和愛意的能量石，能培育相知相惜的心意。而且可以激發出你的愛意，心甘情願為愛奉獻。想要共結連理時，不妨使用這種能量石。

➕ 搭配效果

這是一種很溫柔的搭配方式，你待人接物會變得更有愛心。

搭 配 種 類

✳ 拉利瑪

用療病能量
包容你

能量	✦✦✦✦✧
療癒力	✦✦✦✦✧
改變	✦✦✦✦✧

號稱三大療癒石之一，擁有非常優異的療癒效果。你會接收到很多未來能量，充滿安心的感覺。

➕ 搭配效果

多明尼加共和國和喜馬拉雅山是這兩種能量石的產地，而且都具有很強大的能量。這兩種礦石不僅效果很強，甚至還帶有產地的能量波動。需要療癒能量的人，不妨嘗試看看。

✳ 粉晶

守護
女性的身心

能量	✦✦✦✦✧
戀愛	✦✦✦✦✧
療癒力	✦✦✦✦✧

粉晶也象徵愛情，是非常受歡迎的能量水晶。同時會增加持有者的魅力，讓你過得更加幸福。你對另一半的愛意會更深厚，充滿體貼和關懷之意。

➕ 搭配效果

這種搭配很適合用來守護女性，這兩種能量水晶會提供溫柔的呵護。

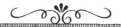

Moon Stone

月光石

利用這種情侶之石，加深彼此的感情

又稱月長石

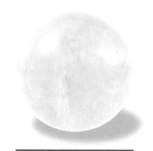

礦石的能量和效果

能量	✦✦✦✦
人際關係	✦✦✦✦✦
戀愛	✦✦✦✦✦

如何使用能量水晶

用來深化情侶的關係

如果你希望情侶間的關係更加密切，不妨兩個人一起配戴月光石。兩個人的月光石會產生共鳴，讓你們的關係更加緊密。

不能搭配的能量水晶

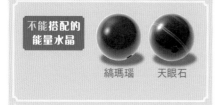

縞瑪瑙　　天眼石

❋ 適用時機

你會被月光石吸引，代表你可能想拉近彼此的距離，分享你的情意。這種浪漫的礦石，很適合用來深化情侶的關係。

❋ 特色

月光石是一種充滿光澤的漂亮礦石，除了白色的以外，還有灰色、橘色等款式，甚至還有帶著虹光色澤的藍月光石（照片是白色的月光石）。月光石不怕陽光、水分、鹽分，保養起來很簡單，至於橙月光石本身有特殊的涵義，詳情請參照四十四頁。

❋ 效果

這種能量石大致來說有兩種效果，一種是加深情侶的關係，另一種是用超自然的能量提升靈感。善用不同的搭配方式，月光石可以產生各式各樣的效果。

☀ 海藍寶

深化戀情，
修成正果

能量	✦✦✦
戀愛	✦✦✦✦✦
結婚	✦✦✦✦✦

數字 9 的守護石

海藍寶能夠強化你和另一半的關係，幫助你們修成正果。而且可以深化家庭關係，讓家庭更圓滿。當你想追求確切的進展，不妨配戴這種能量石。

✚ 搭配效果

這是用來加深情侶關係的搭配，建議兩個人都配戴一樣的款式，讓彼此的能量石產生共鳴。

☀ 青金石

生活將
一帆風順

能量	✦✦✦✦
消災解厄	✦✦✦✦✦
開運	✦✦✦✦✦

這是一種守護效果很好的能量石，對超自然現象特別有效，那些看不見的能量，再也傷害不了你，又能改變整體的運勢。

✚ 搭配效果

這兩種能量石晶搭配在一起，可以激發出青金石神聖的力量。當你諸事不順，希望老天爺幫你一把時，不妨使用這種搭配方式。

搭配種類

☀ 拉長石

鍛鍊你的
洞察力

能量	✦✦✦
心想事成	✦✦✦✦✦
堅強韌性	✦✦✦✦✦

數字 11 的守護石

拉長石的灰色代表大地，晶瑩的藍光則代表奇蹟之力。過去你做不到的事情，只要你好好去面對問題，絕對有開天闢地的一天。

✚ 搭配效果

這是一種充滿靈性能量的搭配方式，效果非常可靠。可以鍛鍊你的直覺和洞察力，幫助你心想事成。

☀ 粉晶

想要告白時
不妨使用

能量	✦✦✦✦
戀愛	✦✦✦✦✦
療癒力	✦✦✦✦✦

粉晶也象徵愛情，是非常受歡迎的能量水晶。同時會增加持有者的魅力，讓你過得更加幸福。你對另一半的愛意會更深厚，充滿體貼和關懷之意。

✚ 搭配效果

這種搭配方式很適合用來提升戀愛運勢。如果你想要告白，卻遲遲不敢開口，或者有什麼心意想要傳達給另一半，這兩種能量水晶都有很棒的效果。

Morganite

摩根石

讓你待人接物滿懷慈悲心

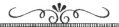

綠柱石的一種

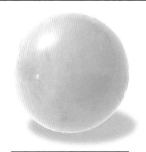

礦石的能量和效果	
能量	✦✦✦✦✦
戀愛	✦✦✦✦✦
奉獻	✦✦✦✦✦

放下焦躁，
慢慢來就好

如何使用
能量水晶

這種能量石會散發溫和的波動，緩慢
促成事物的進展。切記不要貪功躁
進。

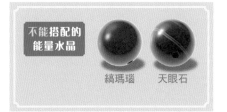

不能搭配的
能量水晶

縞瑪瑙　　天眼石

❋ 適用時機

你會被摩根石吸引，代表你希望
成為一個溫柔的人，或是想替別
人奉獻。這是一種很純粹的能
量，在你奉獻愛意的時候，摩根
石會保護你不受傷害。

❋ 特色

摩根石和海藍寶、祖母綠都是綠
柱石，也就是同種類的礦物。摩
根石的硬度相對較高，又不怕陽
光、水分、鹽分，保養起來很容
易。有些摩根石表面有缺損，這
是摩根石特有的現象，請不必在
意。

❋ 效果

配戴這種能量石會養成體貼的性
情，讓你待人接物和藹可親。而
且可以融化緊閉的心房，保持心
靈的柔和。

❈ 海藍寶

讓情侶的關係
更進一步

能量	✦✦✦
戀愛	✦✦✦✦✦
結婚	✦✦✦✦✦

數字 9 的守護石

海藍寶能夠強化你和另一半的關係，幫助你們修成正果。而且可以深化家庭關係，讓家庭更圓滿。當你想追求確切的進展，不妨配戴這種能量石。

✛ 搭 配 效 果

我個人很推薦這種搭配，兼具陰陽調和的效果。當你想要結婚時，不妨嘗試看看。

❈ 紫鋰輝石

成就你的戀情

能量	✦✦✦✦✦
戀愛	✦✦✦✦✦
消除心靈創傷	✦✦✦✦✦

紫鋰輝石會消除人際關係和戀情的創傷，過去的所有傷痛，都將轉化為未來追求幸福的資糧，是一種很不可思議的能量石。

✛ 搭 配 效 果

談戀愛一定都會碰到困難，這種搭配方式有療癒心靈、帶來美好願景的效果。

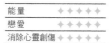

搭 配 種 類

❈ 粉晶

讓你談一場
穩定的戀情

能量	✦✦✦✦
戀愛	✦✦✦✦✦
療癒力	✦✦✦✦✦

粉晶也象徵愛情，是非常受歡迎的能量水晶。同時會增加持有者的魅力，讓你過得更加幸福。你對另一半的愛意會更深厚，充滿體貼和關懷之意。

✛ 搭 配 效 果

這是一種很美妙的搭配方式，可以讓你談一場穩定的戀情。而且你會察覺到別人的愛，珍惜美好的機緣。

❈ 紅紋石

想增加異性緣
不妨嘗試看看

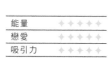

能量	✦✦✦✦✦
戀愛	✦✦✦✦✦
吸引力	✦✦✦✦✦

想提升戀愛運和吸引力，紅紋石最具代表性了。外觀非常華麗，戴在身上有種熱情豔麗的風采，可以讓你每天過得更愉快，感情更豐富。

✛ 搭 配 效 果

想增加異性緣可以使用這種搭配方式。這個組合搭配在一起，會散發非常開朗的能量，有越來越多異性會對你感興趣，更能提升你的內在美。

青金石

排除負面的能量，發揮強大的守護效果

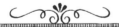

常與黃鐵礦共生

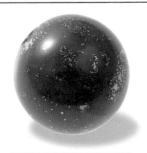

礦石的能量和效果

能量	✦✦✦✦✧
消災解厄	✦✦✦✦✧
開運	✦✦✦✦✦

如何使用能量水晶

仔細感受顏色的變化

持有者狀態良好的時候，青金石會閃耀藍色的光澤，內部的黃鐵礦也會綻放晶芒。持有者狀態不好的時候，青金石會變成白色的，看起來像是完全不一樣的礦石。

不能搭配的能量水晶

紅玉髓

☀ 適用時機

你會被青金石吸引，代表你可能對環境的變化很敏銳，身心不太協調。人在敏感的時候，需要好好保護自己的氣場。

☀ 特色

青金石是一種深藍色的礦石，常與黃鐵礦共生，外觀十分美麗。是很纖細的能量石，害怕水分、鹽分，不能直接曝曬陽光，保養要格外小心。配戴在身上要仔細呵護，勤加擦拭汙垢和汗水。另外，青金石一旦失去能量，就會變得像普通石頭一樣輕，所以青金石不能懈怠保養，要經常淨化和補充能量（詳見一百七十二頁）。除了愛護青金石，也請好好愛護自己。

☀ 效果

常被拿來驅邪除厄，不是每個人都適合配戴，不適合的人配戴，容易產生各種不適。而且，青金石會讓潛藏的問題浮上檯面，也有人戴了以後反而碰上麻煩。請好好反省，多積福德。

※ 藍銅礦

幫你控制
靈性能量

能量	✦ ✦ ✦ ✦ ✧
消災解厄	✦ ✦ ✦ ✧ ✧
調整	✦ ✦ ✦ ✦ ✧

這是一種會調整超自然能量的礦石，一些專業的療癒師和宗教人士，都很喜歡這種能量水晶。

✛ 搭 配 效 果

這兩種都是靈力極強的能量水晶，搭配在一起會大幅增加其效用。不過，這種搭配方式效果很複雜，比較適合老手使用。

※ 縞瑪瑙

麻煩不斷時
適合使用

能量	✦ ✦ ✦ ✦ ✧
消災解厄	✦ ✦ ✦ ✦ ✦
專注力	✦ ✦ ✦ ✦ ✧

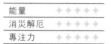
數字 7 的守護石

這種能量水晶消災解厄的力量最為強大，會保護持有者，消除一切壞事。想要提升專注力時也適合配戴。

✛ 搭 配 效 果

這是一種可以大幅改變現狀的搭配方式，如果你近來諸事不順、情緒負面，或是身體不好的時候，不妨嘗試看看。

❖ 搭 配 種 類 ❖

※ 藍晶石

幫助你
解決問題

能量	✦ ✦ ✦ ✦ ✧
心想事成	✦ ✦ ✦ ✦ ✧
解決問題	✦ ✦ ✦ ✦ ✧

藍晶石會幫助你解決當下碰到的問題，調整超自然的能量。你再也不會隨波逐流，能夠好好正視自己的問題。

✛ 搭 配 效 果

這兩種能量水晶，可以保護你不受超自然力量的侵害，讓你安全度過危機。請先冷靜思考問題的癥結，這種搭配方式會賜予你解決問題的能量。

※ 拉長石

幫助你
找回自我

能量	✦ ✦ ✦ ✦ ✧
心想事成	✦ ✦ ✦ ✦ ✧
堅強韌性	✦ ✦ ✦ ✦ ✧

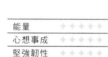
數字 11 的守護石

拉長石的灰色代表大地，晶瑩的藍光則代表奇蹟之力。過去你做不到的事情，只要你好好去面對問題，絕對有開天闢地的一天。

✛ 搭 配 效 果

這種搭配可以發揮你的特質，保持堅定的意志，讓你再也不受環境的影響。想要找回自我的時候，不妨嘗試看看。

Labradorite

拉長石

數字 11 的
守護石

提供各種輔助，幫你實現願望

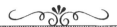

又稱光譜石、灰月光

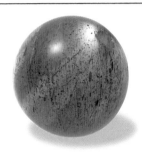

礦石的能量和效果

能量	✦✦✦✦✦
心想事成	✦✦✦✦✦
堅強韌性	✦✦✦✦✦

如何使用 能量水晶

感受一下
藍色的暈彩*

在你拿到拉長石的那一刻，內心就會
產生堅定的意念。如果心情遲遲無法
平復，請溫柔撫摸藍色的暈彩吧。

不能搭配的 能量水晶

沒有

可以搭配
任何能量石。

✳ 適用時機

你會被拉長石吸引，代表你可能
太容易受到環境的影響。你應該
有更堅定的意志，才能盡早實現
自己的心願。

✳ 特色

拉長石在日本又稱為「曹灰長
石」，有些灰色的質地閃耀著藍
光（即拉長石暈彩*），看起來十
分美麗。另外，亮度越高的等級
也越高，雖然外觀纖細，但使用
起來很容易，可以直接用水分、
鹽分、陽光淨化。

✳ 效果

這種能量石很受歡迎，很適合用
來接地氣。持有者的內心會產生
堅定的意念，再也不受旁人影
響，能夠迅速實現自身的願景。
遲遲找不到目標的人，或是容易
朝三暮四的人，不妨嘗試看看。
適合配戴拉長石的人，多半都是
藝術家之流，而且這種人都是勇
於開創新世界的創造者。

*編註：拉長石的暈彩有許多種，包括
黃色、綠色、紫色等，但在本書中皆指
有藍色暈彩的拉長石。

✳ 矽孔雀石

帶你走向
美好的人生

能量	✦ ✦ ✦ ✦
心想事成	✦ ✦ ✦ ✦ ✦
淨化	✦ ✦ ✦ ✦ ✦

矽孔雀石會發揮順其自然的輔助效果，讓你過上腳踏實地的美好人生。

➕ 搭 配 效 果

這種搭配會帶你走向美好的人生。在你轉換跑道或面對其他人生的重大轉折時，可以安心接受變化。

✳ 煙晶

你的人生
會慢慢出現轉機

能量	✦ ✦ ✦ ✦
心想事成	✦ ✦ ✦ ✦ ✦
消除不安	✦ ✦ ✦ ✦ ✦

數字 4 的守護石

煙晶會消除你的不安，引導出被埋沒的潛能。當然，要有實際行動才能引導出來，行動也會帶給你自信，讓你相信自己是被需要的。

➕ 搭 配 效 果

如果你不曉得自己內在出了哪些問題，妨礙你實現願景，那你需要這種搭配方式。這兩種能量水晶用來實現心願效果極強，你的人生會慢慢出現轉機。

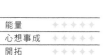

搭 配 種 類

✳ 坦桑石

在你踟躕不前時
不妨嘗試看看

能量	✦ ✦ ✦ ✦ ✦
心想事成	✦ ✦ ✦ ✦ ✦
開拓	✦ ✦ ✦ ✦ ✦

這種能量水晶會幫你找到人生的目標，翻轉自己的人生。只要你找到人生的大方向，自然無往不利。

➕ 搭 配 效 果

這兩種能量水晶都有指引持有者的效果，會讓你重新思考人生的方向，走出屬於自己特色的人生。在你踟躕不前時，不妨嘗試看看。

✳ 拉利瑪

你將看到
幸福的預兆

能量	✦ ✦ ✦ ✦ ✦
療癒力	✦ ✦ ✦ ✦ ✦
改變	✦ ✦ ✦ ✦ ✦

號稱三大療癒石之一，擁有非常優異的療癒效果。你會接收到很多未來能量，充滿安心的感覺。

➕ 搭 配 效 果

拉利瑪有開關未來的能量，而拉長石有實現願景的功能。當你陷入瓶頸深感痛苦時，這兩種能量石會帶來幸福的預兆。

拉利瑪

消滅負面情感，讓你每天充滿愛意

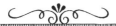

又稱海紋石

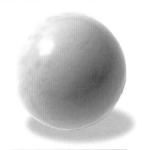

礦石的能量和效果	
能量	✦✦✦✦✦
療癒力	✦✦✦✦✦
改變	✦✦✦✦✦

如何使用能量水晶

要表明決心時，不妨做成項鍊配戴

拉利瑪會帶來全新的轉機，做成項鍊配戴，也有表明決心的涵義。這是一種很稀有的珍貴礦石，請愛惜使用。

不能搭配的能量水晶

縞瑪瑙　　天眼石

✳ 適用時機

你會被拉利瑪吸引，代表你可能內心不平靜，需要好好冷靜下來。拉利瑪會帶來溫和的能量波動，讓你每天徜徉在愛意中。

✳ 特色

拉利瑪的正式名稱是「針鈉鈣石」，只產於加勒比海的島國「多明尼加共和國」，是一種非常貴重的能量石。拉利瑪也被喻為加勒比海的寶石，相當有人氣。可惜這種礦石討厭水分、鹽分、陽光，使用時要格外小心（詳見一百七十三頁）。

✳ 效果

這種能量石會消除潛藏在心底的負面感情，讓你觀想光明的未來。你的心態會有很大的轉變，以慈愛的精神和平解決問題。另外，在你遇到瓶頸的時候，拉利瑪也會產生溫和的能量波動，幫助你順勢解決問題。

☀ 磷灰石

幫你建立
信賴關係

能量	＋＋＋＋
心想事成	＋＋＋＋＋
療癒力	＋＋＋＋＋

當你缺乏專注力，磷灰石會改變你的狀態。另外，磷灰石也有很棒的「維繫」效果，人際關係會更加圓滑。

✚ 搭配效果

這種搭配方式可以用來加深友情，跟重要對象的關係也會更緊密。你們將會相知相惜，萌生信賴關係。

☀ 紫鋰輝石

照亮你的未來

能量	＋＋＋＋＋
戀愛	＋＋＋＋＋
消除心靈創傷	＋＋＋＋＋

紫鋰輝石會消除人際關係和戀情的創傷，過去的所有傷痛，都將轉化為未來追求幸福的資糧，是一種很不可思議的能量石。

✚ 搭配效果

這是一種會產生美妙共鳴的組合，有助於消除過去的創傷，帶走你向光明的未來，你和別人也能產生心靈上的共鳴。

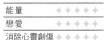

☀ 海藍玉髓

愛與和平的
象徵

能量	＋＋＋
人際關係	＋＋＋＋＋
安定情緒	＋＋＋＋＋

這是一種具有鮮豔色彩的玉髓，顏色湛藍彷彿大海一般，拿在手上欣賞就有穩定情緒的效果，心情也會變得開朗愉快。摸起來質感光滑，有點像是玻璃珠的感覺。

✚ 搭配效果

這是一種非常安穩、明亮的搭配方式，可以消除你對現狀的不安。注意力放在未來，心中也將充滿勇氣。

☀ 拉長石

為你帶來轉機

能量	＋＋＋＋＋
心想事成	＋＋＋＋＋
堅強韌性	＋＋＋＋＋

> 數字 11 的守護石

拉長石的灰色代表大地，晶瑩的藍光則代表奇蹟之力。過去你做不到的事情，只要你好好去面對問題，絕對有開天闢地的一天。

✚ 搭配效果

遇到瓶頸時，這種搭配會抑制焦躁，讓你以從容的心情，靜待未來的變化。好的預兆將終化為現實。這個組合也有改變運勢的效果，不妨嘗試看看。

髮晶

數字 5 的
守護石

強大的能量猶如蓄勢待發的獵人，助你一舉扭轉人生

鈦晶也是髮晶的一種

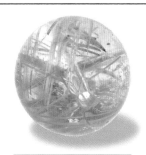

礦石的能量和效果

能量	✦✦✦✦✦
財運	✦✦✦✦✦
活力	✦✦✦✦✦

巧妙運用礦石的能量

如何使用能量水晶

髮晶有激勵心靈、加快人生進程的作用，持有者會覺得自己好像在跑百米一樣有活力。如果你認為髮晶的能量太強，不妨先配戴小顆的就好，或者在工作時配戴即可。

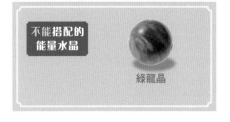

不能搭配的能量水晶

綠龍晶

✳ 適用時機

你會被髮晶吸引，代表你可能有很強的陽性特質，而且積極追逐目標和夢想。髮晶的另一層涵義是，找到明確的目標，才會有美好的人生。

✳ 特色

髮晶顧名思義，這是一種彷彿夾雜著髮絲的水晶。硬度很高，使用起來也很簡便；而且可以直接用水分、鹽分、陽光淨化。髮晶還有紅髮晶和白金髮晶（夾雜不同顏色的礦物，代表的涵義也不一樣，也有黑色和綠色等種類）。

✳ 效果

髮晶有提升財運的效果，而且可以讓你勇往直前達成目標。髮晶能量極強，光是拿在手上就感受得到熱度，會激發持有者的心靈。搭配其他的能量水晶使用，也會賦予其他能量水晶活力，引發強大的波動。如果你使用其他能量水晶覺得效果不太夠的話，不妨搭配髮晶增加功能。

☀ 太陽石

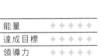

領袖最需要
的組合

能量	◆ ◆ ◆ ◆ ◆
達成目標	◆ ◆ ◆ ◆ ◆
領導力	◆ ◆ ◆ ◆ ◆

這種礦石具有陽剛的能量，會帶來領導力和果敢的特質。你將充滿勇往直前的膽量和行動力，不管任何時候都不放棄。

✚ 搭配效果

這兩種能量水晶都有強大的男性特質，想發揮領袖魅力的人需要這種組合。

☀ 黃水晶

幫你解決
金錢的煩惱

能量	◆ ◆ ◆ ◆
療癒力	◆ ◆ ◆ ◆ ◆
消除壓力	◆ ◆ ◆ ◆ ◆

黃水晶會幫你消除身心和財務上的壓力，帶給你心靈上的安定，就好像在告訴你：「你再也不用擔心了」。

✚ 搭配效果

這種搭配方式代表陰陽調和，如果你想達成目標，又不想承受莫大的壓力，不妨嘗試看看。

搭配種類

☀ 虎眼石

適合用來提升
工作運勢

能量	◆ ◆ ◆ ◆ ◆
財運	◆ ◆ ◆ ◆ ◆
工作	◆ ◆ ◆ ◆ ◆

數字 1 的守護石

這種能量石會提升工作運和財運，非常受歡迎。虎眼石會強化你的洞察力，讓你迅速掌握環境變化。有了虎眼石，你會充滿行動力，勇於抓住機會。

✚ 搭配效果

這兩種能量水晶都有提升財運的作用，而且可以激發你的洞察力和行動力，讓你掌握良機達成目標；在關鍵時刻不妨嘗試看看。

☀ 拉長石

有助於
實現目標

能量	◆ ◆ ◆ ◆ ◆
心想事成	◆ ◆ ◆ ◆ ◆
堅強韌性	◆ ◆ ◆ ◆ ◆

數字 11 的守護石

拉長石的灰色代表大地，晶瑩的藍光則代表奇蹟之力。過去你做不到的事情，只要你好好去面對問題，絕對有開天闢地的一天。

✚ 搭配效果

拉長石會從旁輔助髮晶積極正向的能量，想要實現目標時，不妨使用這種搭配方式。

紅虎眼石

提升你的幹勁，幫你掌握良機

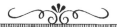

虎眼石的一種

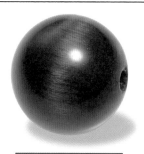

礦石的能量和效果

能量	✦✦✦✦✦
財運	✦✦✦✦✦
工作	✦✦✦✦✦

如何使用能量水晶

先從小顆的用起

紅虎眼石的能量很強大，新手也許不太會使用。建議先從少量開始配戴，等習慣了再慢慢增加數量或大小，一開始先做成小吊飾配戴就好。

不能搭配的能量水晶

沒有

可以搭配任何能量石。

✳ 適用時機

你會被紅虎眼石吸引，代表你可能需要勇氣和決斷力，你希望積極面對一切事物。光是戴在身上就有提神的效果，會讓你充滿期待感。

✳ 特色

紅虎眼石是一種虎眼石，顏色是接近黑色的深紅色，當中還有美麗的紋理。紅虎眼石使用起來很方便，可以直接用水分和陽光淨化，唯獨害怕鹽分，請勿長時間接觸到鹽分。紅虎眼石相對好入手，也算是基本款，又容易感受到效果，所以很受歡迎。

✳ 效果

當你需要改變現狀，紅虎眼石會實現你的心願。深紅的能量會激發你的熱忱，帶給你永不服輸的意志力，讓你擁有積極正向的勇氣。

☀ 石榴石

你的努力
必將開花結果

能量	◆◆◆◆◇
勝利運	◆◆◆◆◇
破鏡重圓	◆◆◆◆◇

數字 8 的守護石

石榴石會提升你的能量，強化你的勝利運勢，讓你的努力開花結果。就好像在告訴你：「你已經很努力了，不用擔心有不好的結果」。

＋ 搭配效果

這種搭配方式，會讓你的努力開花結果，你將會體會到實踐所帶來的喜悅。

☀ 紅玉髓

推動事物的
進展

能量	◆◆◆◆◇
戀愛、吸引力	◆◆◆◆◇
行動力	◆◆◆◆◇

數字 3 的守護石

紅玉髓充滿活潑的行動能量，漂亮的橘紅色賞心悅目，會帶給你強大的動力。

＋ 搭配效果

這兩種能量石都是暖色系的，屬於非常熱情的搭配方式；而且會激發你的行動力，加快事情的進展。

搭 配 種 類

☀ 虎眼石

激發你的
決策力和行動力

能量	◆◆◆◆◆
財運	◆◆◆◆◆
工作	◆◆◆◆◇

數字 1 的守護石

很多人都用虎眼石來提升財運和工作運勢。虎眼石會強化你的洞察力，讓你迅速掌握環境變化。有了虎眼石，你會充滿行動力，勇於抓住機會。

＋ 搭配效果

兩者同樣都是虎眼石，很適合搭配在一起，有相輔相成的效果，保證你每天都會充滿決策力和行動力。

☀ 紅髮晶

你將擁有
開創命運的能力

能量	◆◆◆◆◇
活力	◆◆◆◆◇
求子	◆◆◆◆◇

這是一種髮晶，看起來就像夾雜了紅髮絲一樣。有活化能量的作用，適合搭配充滿活力的能量水晶，一起配戴在身上會激發出更強大的能量。

＋ 搭配效果

這兩種能量水晶都有熱情的能量，會實現你對未來的願景；而且你將勇於開創未來，不必再苦等時機。

粉晶

提供各種輔助，讓女性過上幸福的人生

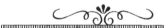

又稱薔薇水晶

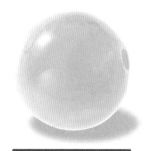

礦石的能量和效果

能量	✦✦✦✦
戀愛	✦✦✦✦✦
療癒力	✦✦✦✦✦

如何使用能量水晶

拿在手上就有安心感

粉晶就像一面明鏡，會如實呈現持有者的狀況。在你狀況良好的時候，粉晶會散發晶亮的光澤，反之則會變得黯淡。

不能搭配的能量水晶

可以搭配
任何能量石。

✳ 適用時機

你會被粉晶吸引，代表你可能想感身為受女性的喜悅。粉晶會幫你調適身心，讓你過上幸福的生活。

✳ 特色

粉晶又叫「紅水晶」，算是石英種類的礦石。硬度相對較高，不怕水分和鹽分，保養起來也很簡單。唯獨害怕陽光，請不要直接曝曬在陽光下。粉晶可以搭配任何能量水晶，使用門檻不高。而且很多店鋪都有販賣，價格也不貴，很容易買到手，也是最受歡迎的能量水晶。

✳ 效果

粉晶會幫助女性發光發熱，並散發出溫和的能量，增強女性的魅力。持有粉晶的女性也會更愛自己。

☀ 黃水晶

温柔呵護
疲憊的心靈

能量	✦✦✦✦✦
療癒力	✦✦✦✦✦
消除壓力	✦✦✦✦✦

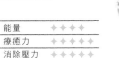

黃水晶會幫你消除身心和財務上的壓力，帶給你心靈上的安定，就好像在告訴你「你再也不用擔心了」。

✚ 搭配效果

這是一種充滿放鬆效果的搭配方式。當你努力過度而身心疲乏，這兩種能量水晶會溫柔呵護你。

☀ 珍珠貝母

維繫人與人之間
的關係

能量	✦✦✦
療癒力	✦✦✦✦✦
母性	✦✦✦✦✦

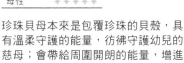

珍珠貝母本來是包覆珍珠的貝殼，具有溫柔守護的能量，彷彿守護幼兒的慈母；會帶給周圍開朗的能量，增進人與人的關係。

✚ 搭配效果

想要提升母性的人，不妨嘗試這種搭配方式。這兩種能量水晶有助於調整孕婦和產後婦女的心靈，增進女性的溝通能力。

搭配種類

☀ 月光石

想要告白時
不妨嘗試看看

能量	✦✦✦✦
人際關係	✦✦✦✦✦
戀愛	✦✦✦✦✦

又號稱情侶之石，會散發溫和的波動，深化情侶的關係。關鍵在於相互體貼的心意，要時時刻刻為對方著想，月光石會帶給你支持對方的勇氣。

✚ 搭配效果

這種搭配方式會深化情侶的關係，效果十分顯著。如果你們的關係遲遲沒有進展，使用這兩種能量水晶一定會更進一步。

☀ 紅紋石

適合用來
提升戀愛運勢

能量	✦✦✦✦✦
戀愛	✦✦✦✦✦
吸引力	✦✦✦✦✦

想提升戀愛運和吸引力，這是最具代表性的能量水晶了。外觀看上去也非常華麗，戴在身上有種熱情豔麗的風采，而且可以讓你每天過得更愉快，感情也更加豐富。

✚ 搭配效果

想要提升戀愛運勢的人，不妨嘗試這種搭配方式。這兩種能量水晶不只會帶來新氣象，在你失戀或寂寞的時候，也會療癒受傷的心靈。

紅紋石

發揮強大的吸引力，改變你的人生

學名菱錳礦

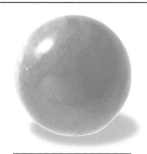

礦石的能量和效果

能量	✹ ✹ ✹ ✹ ✹
戀愛	✹ ✹ ✹ ✹ ✹
吸引力	✹ ✹ ✹ ✹ ✹

如何使用 能量水晶

不夠正向積極 不能配戴

這是一種具有強大吸引力的能量水晶，但在你能量失衡的時候，有可能會吸引到負面的能量，使用上請特別留意。關鍵是在配戴之前調適好你的心情。

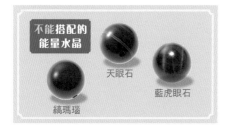

不能搭配的 能量水晶

天眼石

藍虎眼石

縞瑪瑙

✺ 適用時機

你會被紅紋石吸引，代表你可能本身就有強大的吸引力。不過，紅紋石只會吸引跟你性質相近的能量，因此在情緒正面時配戴才感受得到良效。

✺ 特色

紅紋石又稱為「印加玫瑰」，主要產地在南美的阿根廷和秘魯。硬度不高，也害怕水分、鹽分、陽光，保養起來要格外留意（詳見一百七十三頁）。萬一沾到汗水或水分，要盡快擦乾才行。否則紅紋石會慢慢溶解，越變越小顆。不同等級的紅紋石，價格差異也很大。

✺ 效果

紅紋石會替你的人生增添色彩，配戴時請多想像一些愉快的事情。

✳ 粉紅蛋白石

帶給你
新的邂逅

能量	✦ ✦ ✦ ✦ ✧
戀愛	✦ ✦ ✦ ✦ ✧
新的邂逅	✦ ✦ ✦ ✧ ✧

這種能量水晶又稱為「邱比特石」，會為你帶來新的邂逅，效果值得期待。

➕ 搭 配 效 果

這種搭配方式蘊含著「春季」的意象，會為你帶來全新的邂逅，談一場愉快的戀愛。將這兩種能量石戴在身上，每天都會過得開心又自在。

✳ 摩根石

可以為你
找回愛情

能量	✦ ✦ ✦ ✦ ✧
戀愛	✦ ✦ ✦ ✦ ✧
奉獻	✦ ✦ ✦ ✦ ✧

摩根石和海藍寶都屬於「綠柱石」，是充滿溫和愛意的能量石，能培育相知相惜的心意。而且可以激發出你的愛意，心甘情願為愛奉獻。想要共結連理時，不妨使用這種能量石。

➕ 搭 配 效 果

這種搭配方式，可以讓你成為一個體貼又充滿愛心的人。已經降至冰點的人際關係，也有死灰復燃的可能。

❦ 搭 配 種 類 ❧

✳ 髮晶

讓你成為
堅強又溫柔
的女性

能量	✦ ✦ ✦ ✦ ✧
財運	✦ ✦ ✦ ✦ ✧
活力	✦ ✦ ✦ ✦ ✧

數字 5 的守護石

這種水晶彷彿夾雜了金色的絲線一樣，金光閃閃的顏色有提升財運的效果，很受歡迎；而且更有「良機到來」的涵義。

➕ 搭 配 效 果

髮晶具有男性化的特質，搭配紅紋石一起配戴，可以讓你成為堅強又溫柔的女性。這是一種傲氣又高貴的搭配方式。

✳ 紅寶石

旁人會拜倒在
你的魅力之下

能量	✦ ✦ ✦ ✦ ✦
戀愛	✦ ✦ ✦ ✦ ✧
提升魅力	✦ ✦ ✦ ✧ ✧

這種能量石充滿女性化的能量，感性又熱情奔放。持有者會具備豐沛的能量和勇氣，靠自身的魅力開創命運，更勝平淡的努力。

➕ 搭 配 效 果

這種搭配方式給人女王般的印象，非常有魅力，周圍的人都會被你的魅力折服。可以用來提升女性的自信。

Rhodonite

薔薇輝石

讓你積極展現自我的魅力

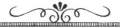

又稱玫瑰石

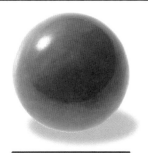

礦石的能量和效果

能量	✦✦✦✦✧
戀愛	✦✦✦✦✧
人際關係	✦✦✦✧✧

配戴在左手

如何使用 能量水晶

薔薇輝石有提升吸引力和戀愛運勢的效果，但又不會太過浮誇，而是幫你建立出一段穩固的人際關係。建議做成手環配戴在手上。

不能搭配的能量水晶

縞瑪瑙　　天眼石

✳ 適用時機

你會被薔薇輝石吸引，代表你可能不敢表達自己的心聲，對溝通有種抗拒感。薔薇輝石會帶給你勇氣，讓你勇於表達自我。

✳ 特色

薔薇輝石是一種帶有青色光澤的粉紅色礦石，非常受歡迎。能量狀態一旦改變，外觀也有可能受影響。薔薇輝石不喜歡太陽，請避免直接曝曬在陽光下。另外，也請不要長時間接觸到水分。

✳ 效果

薔薇輝石有提升戀愛運勢的效果，配戴在身上可以勇於說出自己的心聲，不會再當一個悶葫蘆，你也不會再委屈自己忍耐了。

✳ 紫水晶

讓你勇於表達
自我

能量	✦✦✦✦
人際關係	✦✦✦✦✦
心靈穩定	✦✦✦✦✦

數字 2 的守護石

這種能量水晶會幫你重拾心靈平靜，
尤其在內心不安的時候，有緩和情緒
的效果。對療癒失眠也大有幫助。

➕ 搭配效果

性情膽怯，或是跟同性處不好的人，
不妨嘗試這種搭配方式。這兩種能量
水晶會幫助你表達自我，再也不怕任
何麻煩。

✳ 石榴石

面對人際關係
會更加積極

能量	✦✦✦✦✦
勝利運	✦✦✦✦✦
破鏡重圓	✦✦✦✦✦

數字 8 的守護石

石榴石會提升你的能量，強化你的勝
利運勢，讓你的努力開花結果。就好
像在告訴你：「你已經很努力了，不
用擔心有不好的結果」。

➕ 搭配效果

這種搭配方式會幫你積極融入人群。
遇到不如意的事情，也不必輕易放
棄，只要好好說出自己的心聲，就能
找出解決之道。

❀ 搭 配 種 類 ❀

✳ 煙晶

幫你獲得
想要的一切

能量	✦✦✦✦
心想事成	✦✦✦✦✦
消除不安	✦✦✦✦✦

數字 4 的守護石

煙晶會消除你的不安，引導出被埋沒
的潛能。當然，要有實際行動才能引
導出來，行動也會帶給你自信，讓你
相信自己是被需要的。

➕ 搭配效果

這種搭配方式有提升自信的效果。如
果你想勝過對手，得到想要的一切，
不妨嘗試這兩種能量水晶的搭配。

✳ 粉晶

缺乏信心的女性
不妨嘗試看看

能量	✦✦✦✦
戀愛	✦✦✦✦✦
療癒力	✦✦✦✦✦

粉晶也象徵愛情，是非常受歡迎的能
量水晶。同時會增加持有者的魅力，
讓你過得更加幸福。你對另一半的愛
意會更深厚，充滿體貼和關懷之意。

➕ 搭配效果

不敢表達自己心意、對自己缺乏信心
的人，不妨嘗試這種搭配方式。

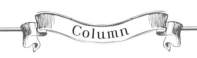

用不可思議的密技，把你的能量水晶變成最棒的護身符

接下來就介紹幾個密技，可以徹底發揮你手上的能量水晶的功效。請選擇一個你最喜歡的能量水晶，許下心願吧！

千萬不要一次拿很多種能量水晶，每一種礦石都許下不同的心願（如果是一款首飾中有好幾種能量水晶，那就沒關係）。

①決定一個期限

你要決定幾個月後實現你的願望。（先設定三個月後）

②閉上眼睛，想像三個月後的自己

閉上眼睛，想像你實現願望的模

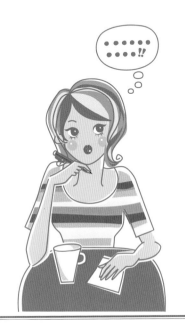

樣！等你的意象越來越清晰，試著把心願直接說出來。

③把心願寫在卡片上

想像你已經實現願望的模樣。在想像的時候，要懷抱著雀躍的心情！

隨便準備一張卡片和一枝筆。

如果你擔心願望無法實現，最好重新想像。萬一想像不順利，或是寫到一半停筆了，那就重寫一遍。

④把能量水晶放在卡片上

把能量水晶放在卡片上，讓礦石看到你寫的願望。

⑤靜置二十秒

結束了，就這麼簡單！

能量水晶會敏銳察覺到你的能量波動，偶爾用一點這種小密技，你的能量水晶就會想起它該盡的職責。

過了一段時間，如果你想許其他心願，記得先對你的能量水晶表達感謝之意，感謝它幫你實現心願。

了解如何善用能量水晶，
更能發揮其功效

善用能量水晶
的方法

各種特級能量水晶

像藍寶石、紅寶石、祖母綠這一類知名的能量水晶，就是所謂的特級能量水晶。來自宇宙的鎳鐵隕石、綠玻隕石、利比亞玻隕石，這些神祕的礦石也算是特級能量水晶。另外還有超七、草莓晶、黃金賽黃晶，這一類高等的療癒石也是特級能量水晶。

特級能量水晶的能量很強大，不習慣使用能量水晶的人一下子配戴在身上，可能會感覺疲倦、沉重，俗稱「石沖」。一旦習慣以後，症狀就會消失了。如果真的戴不習慣，慢慢增加配戴時間就好。跟其他能量水晶相比，特級能量水晶一戴見效，值得期待！各位不妨找找自己喜歡哪一種特級能量水晶。

特級能量水晶

接下來介紹一些稀有罕見，
或是價格昂貴不易購買的特級能量水晶。

這些特級能量水晶，也是知名的昂貴寶石

這些寶石會提升持有者的魅力，
如果你想在某個領域發光發熱，或是想成為萬人迷，不妨嘗試看看。

藍寶石

紅寶石

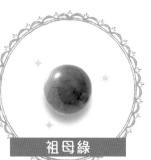

祖母綠

這是一種具有陽剛能量的寶石，企業經營者或組織領導者都適合配戴。藍寶石會激發你的領袖特質，促進團隊合作的效力，讓你的努力獲得回報。藍寶石也是九月的誕生石。

這是一種具有陰柔能量的寶石，感性奔放又熱情。紅寶石充滿大膽的能量，持有者可以靠自身的魅力開創命運，更勝平淡的努力。紅寶石也是七月的誕生石。

這是一種充滿愛情能量的寶石，據說情侶戴在身上有預防外遇的效果。祖母綠其實也是綠柱石，跟其他兩種綠柱石相比（海藍寶、摩根石）產量極少，幾乎採掘不出太大的祖母綠。祖母綠也是五月的誕生石。

來自宇宙的能量石

以下三種是來自宇宙的能量水晶，擁有神祕的力量，
會幫助你開創嶄新的人生。在關鍵時刻不妨嘗試看看。

鎳鐵隕石

這是由鐵和鎳組成的隕石，推測可能是在四億五千萬年前落到地球上來。鎳鐵隕石會強化你的意志力，改變現實的狀況，擁有非常強大的能量。

綠玻隕石

隕石自宇宙落下會產生高溫和衝擊力，地面的物質和隕石的成分融合在一起，就形成了這種能量石。綠玻隕石會消除前生的業力（上輩子沒解決的問題），幫助你解決尚未浮出檯面的疑難雜症。

利比亞玻隕石

這是在埃及西部挖掘出來的天然玻璃，比較可信的說法是，天外隕石撞擊地球產生強大的熱能，偶然孕育出了這種能量石。利比亞玻隕石有很高的療癒功效，專業的療癒師都很喜歡使用。

各種髮晶

髮晶在日本又稱為針水晶，除了金色以外，還有各種顏色，
不同顏色的髮晶，也有不同的涵義。

白金髮晶

這種髮晶有白金色的放射狀紋理，
一旦配戴在身上，就會有意想不到
的好運降臨。你的生活將有好的轉
變，因此這種髮晶又稱為「天外奇
蹟」。

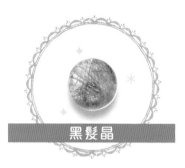

黑髮晶

這是一種具有黑色紋理的髮晶，黑
色紋理多半是碧璽。這種髮晶有很
棒的療癒效果，如果你努力很久
了，希望獲得確切的回報，不妨嘗
試看看。

金髮晶

這是一種具有金黃紋理的髮晶，用
來提升財運特別有效，也非常受歡
迎。如果你需要堅強的意志力達成
目標，不妨嘗試看看。

紅髮晶

這是一種具有茶色或紅色紋理的髮
晶，紅色代表熱情，一戴在身上就
會感受到活力。紅髮晶會激發你的
能量，帶來改變。

世界三大療癒石

在所有能量水晶中，有三種能量水晶的療癒力特別強大。
這三種強大的能量水晶會大幅改變現狀，讓你更接近理想。

舒俱徠石

拉利瑪

紫龍晶

舒俱徠石會帶你找到最嚮
往的心靈歸宿，給你安身
立命的地方。負面的氣場
再也傷不了你，又會帶來
療癒的能量，效果變化莫
測。總之，這是一種極具
「安心感」的能量水晶。

這是一種非常貴重的能
量，只有部分區域採掘得
到，療癒效果極佳。持有
者能夠接收到未來的能
量，如果某件事遲遲沒有
進展，不妨對著拉利瑪許
下心願吧。

紫龍晶有白色和紫色相間
的紋理，看起來十分有魅
力。而且有精神上的輔助
效果，有助於克服負面情
緒，好比恐懼感和怯懦等
等。紫龍晶會斷絕你的迷
惘，幫你開闢康莊大道。

高維度療癒石

這些能量水晶都有特殊的能力，而且充滿高維度的能量。
當你需要能量的時候，不妨嘗試看看。

超七

黃金賽黃晶

草莓晶

這是一種含有多重礦物的水晶，內含七大要素，可以搭配任何一種能量水晶，也比較不會挑主人，適合用來提升整體的能量。

這是一種比較新奇的礦物，一九六〇年才在墨西哥挖掘出來。草莓晶充滿慈愛的能量，會提高你的愛心。配戴在身上有增進活力的效果，讓你精神飽滿。

黃金賽黃晶又稱為能量水晶中的寶鑽，有強大的淨化能力。可以增進你的人氣，讓你成為不可或缺的存在。

在水晶中包裹其他礦物的特殊能量水晶

近年來，有越來越多特殊的能量水晶被挖掘出來。
這些能量水晶都是在水晶中包裹其他的礦物。
各式各樣的礦物混合了水晶的能量，比起單一礦物的效果更寶貴。

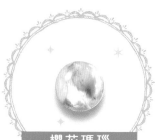

櫻花瑪瑙

如果你需要良好的溝通能力，不妨嘗試看看櫻花瑪瑙。這種能量水晶也有重生、修復的涵義，可以療癒持有者的身心，注入嶄新的能量。

晶中晶

這是水晶中包含另一個水晶的能量水晶，每一顆當中都內含水晶，十分珍貴。晶中晶會帶來成長，讓你達成目標後精益求精，不會安於現狀。

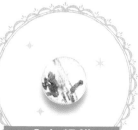

內包輝銻

這是包裹輝銻的水晶，也是相當稀有的能量水晶。有強化心靈和開闢未來的效果，持有者的人生會往好的方向發展。想要斷絕惡緣的人不妨嘗試看看。

特殊的水晶

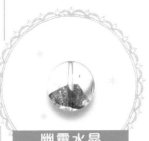

藍針水晶

又稱天使階梯水晶，包裹物好像陽光透出雲層，也是近年來才發現的種類。會照亮持有者的前程，猶如天光一般帶來希望。有藍針和紅針的，紅針特別稀有。

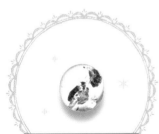

幽靈水晶

水晶包裹物的型態又稱作影山，據說是水晶在成長的過程中，曾經一度停止成長，之後生成山脈般的紋路。會帶給持有者永不放棄的強大能量，又極具淨化效果，非常受歡迎。包的礦物各有不同，顏色也不一樣。有白色、綠色、紅色等種類。

內包赤鐵礦

這是一種包裹赤鐵礦的水晶，十分稀有罕見。又號稱勝利寶石，當你在挑戰新事物時，不妨嘗試看看。有活化身心能量的作用，給你堅定的意志貫徹信念。

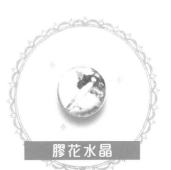

膠花水晶

成形時有褐鐵礦滲入，有排斥負面能量的作用，而且兼具強大的能量，持有者會變得積極又正向。適合用來提升財運和商業運勢，會以開朗的能量輔助持有者。

特級能量水晶的強大能量

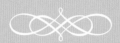

能量水晶有分基本款的能量水晶（便宜好入手的種類）、稀有能量水晶（採掘量稀少，或是產地不多的種類）、特級能量水晶（採掘量更少，只有特定產地才有）。

尤其像稀有能量水晶和特級能量水晶，很多時候在市面上完全看不到，價格也跟著水漲船高。

特級能量水晶還有一些特徵，例如：表面有損傷，或是內部含有礦物等等。這代表寶石本身是以比較自然的方式開採出來的，也沒有經過太多的加工，等於我們拿到手時依然保有強大的能量。

能量水晶的能量分級如下。

基本款 ＜ 稀有款 ＜ 特級款

換句話說，特級能量水晶的能量最為強大。

祖母綠

深化愛情和人際關係

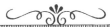

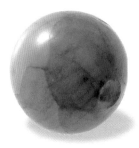

寶石的能量和效果

能量	✦ ✦ ✦ ✦ ✦
戀愛	✦ ✦ ✦ ✦ ✦
羈絆	✦ ✦ ✦ ✦ ✦

不能搭配的能量水晶 沒有
可以搭配任何能量水晶。

✤ 推薦的搭配方式和效果 ✤

✚ 綠幽靈水晶
你的思維會更加敏捷,處理事情也將一帆風順,碰到任何問題都能沉著以對。

✚ 月光石
可以深化情侶之間的關係,提升信賴感,讓你們在生活中懂得關懷對方。

✳ 使用方式

只要有明確的願景,祖母綠會讓你不偏離正道。也有預防外遇的效果,情侶一同配戴效果更好。

✳ 適用時機

你會被祖母綠吸引,代表你需要堅強的意志,勇於採取行動。祖母綠也有很棒的療癒力,可以調整身心狀態,讓你心想事成。

✳ 特色

綠柱石的一種,也是五月的誕生石。在數人認為祖母綠是種名貴寶石,其實也可以當成能量水晶。不過很少做成圓珠,圓珠的價格很高。淨化要用水分和鹽分以外的方法,也不能用陽光補充能量。

✳ 效果

因為可以發揮超高智慧才幹,自古以來就廣受歡迎,不同行業的人都紛紛受到吸引。沉思時配戴可以增加專注力。另外,在有一定要實現的夢想目標時,也能幫你實現。

Kyanite

藍晶石

幫你解決一切難題

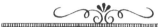

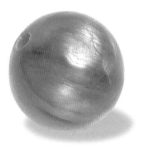

寶石的能量和效果

能量	＋＋＋＋＋
心想事成	＋＋＋＋＋
解決問題	＋＋＋＋＋

不能搭配的 能量水晶	沒有 可以搭配任何能量 水晶。

✤ 推薦的搭配方式和效果 ✤

 ✚ 青金石
這種搭配方式會幫助你解決眼前的問題，調整靈性的能量。再也不會受環境影響，可以好好面對自己。

 ✚ 藍寶石
當你面臨重大挑戰，不妨嘗試這種組合。這兩種能量水晶會徹底激發你的能力。

※ 使用方式

藍晶石容易順著紋理裂開，無法抵禦衝擊。所以使用時要格外小心，請好好呵護。

※ 適用時機

你會被藍晶石吸引，代表你可能正面臨某些問題或課題。解決課題是成長的必經之路，只要你勇於面對不要逃避，一定能更上一層樓。

※ 特色

所有淨化方法都適合，但用水分和鹽分淨化，也不要維持太長的時間，否則表面可能會受損（請以一小時為限）。至於補充能量的方法，用任何方法都可以，但同樣不要曝曬在陽光下太久。

※ 效果

藍晶石用來解決問題有極佳的效果，而且會調整靈性的能量。你再也不會受環境影響，可以好好面對自己。藍晶石還有強化意志力的效果，一旦決定目標再也不會放棄。

鎳鐵隕石

帶給你堅強的意志改變現狀

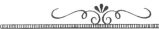

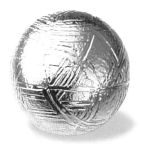

寶石的能量和效果

能量	◆◆◆◆◆
心想事成	◆◆◆◆◆
提升維度	◆◆◆◆◆

不能搭配的能量水晶
沒有
可以搭配任何能量水晶。

❖ 推薦的搭配方式和效果 ❖

 ➕ 黑水晶
這種搭配方式可以激發出最強大的守護效果，無形的守護力會保護你，讓你安心度日。

 ➕ 白金髮晶
當你需要改變現狀，不妨嘗試這種搭配方式。無形的能量會幫你盡快實現願景。

✳ 使用方式

鎳鐵隕石一旦受損容易氧化，要格外留意。主要成分是鐵，所以市面上賣的都會鍍上一層銠。

✳ 適用時機

你會被鎳鐵隕石吸引，代表你可能想要徹底改頭換面。你想改變自己的思維、行動、人際關係，總之你希望一切都有進展。

✳ 特色

鎳鐵隕石是四億五千萬年前落到地球上的鐵隕石，一九三六年在納米比亞共和國的吉比恩被發現，就以吉比恩命名。外觀的神祕圖樣稱為「魏德曼花紋」。淨化時，要用水以外的方法。至於補充能量，請選用日光浴以外的方法。

✳ 效果

鎳鐵隕石會改變你的價值觀，讓你的靈魂昇華到更高等的境界。這種貴重的寶石會帶你走向高處，並改變現狀。遇到問題也能抱從容不迫的心態來處理。

黃金賽黃晶

有良好的淨化作用

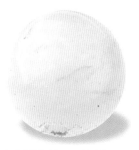

寶石的能量和效果

能量	✦✦✦✦✦
淨化	✦✦✦✦✦
人氣	✦✦✦✦✧

不能搭配的能量水晶　沒有
可以搭配任何能量水晶。

❖ 推薦的搭配方式和效果 ❖

➕ 月光石
這種搭配方式有開闢新天地的涵義。當你想挑戰全新的事物，不妨嘗試看看。

➕ 白水晶
這種搭配會發揮最強大的淨化效果，一切都會往好的方向發展。配戴在身上會產生一種想要邁步狂奔的雀躍心情。

※ 使用方式

當你缺乏元氣，或是想要盡情享受某一件事物，不妨配戴可愛的黃金賽黃晶。戴在右手有淨化的效果，戴在左手有療癒的作用。

※ 適用時機

你會被黃金賽黃晶吸引，代表你想過上快樂又充實的生活。或者，你想要徹底淨化以往的回憶。

※ 特色

黃金賽黃晶有很強大的能量，甚至被譽為鑽石的替代品。可以用水分、鹽分等任何方法來淨化。只不過這種能量水晶害怕陽光，用陽光補充能量的話，請不要曝曬太長的時間。

※ 效果

這是一種能夠有效療癒精神和感情的寶石，也兼具良好的淨化作用，會淨化一切，帶來全新的氣象。配戴在身上也有很自然的放鬆效果，心情也會像旭日東昇一樣好轉，算是非常溫暖的能量水晶。

藍寶石

提高你的領袖魅力，努力將得到回報

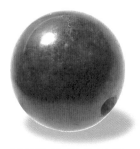

寶石的能量和效果

能量	✦✦✦✦✦
心想事成	✦✦✦✦✦
領導力	✦✦✦✦✦

不能搭配的能量水晶
沒有
可以搭配任何能量水晶。

✤ 推薦的搭配方式和效果 ✤

＋髮晶
這種搭配方式有提升財運的效果，企業經營者不妨嘗試看看。如果你想靠自己的實力招來財運，也適合用這兩種能量水晶。

＋黑尖晶石
這種搭配方式可以實現你的願望，配戴在身上也會更有元氣、更有自信。

❋ 使用方式

像是企業經營者、創業家、運動選手等，想要測試自己能力，或想發揮領袖魅力、帶領團隊得勝，這種元氣又有活力的人都很適合。

❋ 適用時機

你會被藍寶石吸引，代表可能有強烈的責任感，亟欲實現目標，而且眾人希望你擔任領袖帶領他們。

❋ 特色

知名的寶石，也是九月的誕生石。市面上也有圓珠型的，可以當成能量水晶。所有淨化方法都適用，唯獨不能長時間用水分和鹽淨化，否則表面容易受損。補充能量的方法沒太多限制，別長時間曝曬在陽光下就好。

❋ 效果

可以提升專注力、直覺及消災解厄，而且隨時都能抓住機會。另外也能提升領袖魅力、決勝運勢、財運、工作運，企業主或主管定能派上用場。從事單人運動或團隊運動的人也很適合。

超七

具有七種效果，能有效提升整體運勢

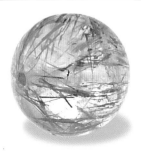

寶石的能量和效果

能量	✦✦✦✦✦
開運	✦✦✦✦✦
財運	✦✦✦✦✦

不能搭配的能量水晶　沒有
可以搭配任何能量水晶。

✦ 推薦的搭配方式和效果 ✦

➕ 髮晶
這種搭配方式有很強大的力量，可以改變現狀。而且會產生各種能量，幫助你實現理想和願望。

➕ 紫水晶
超七也帶有紫色，很適合搭配紫水晶。有調和的效果，會提升團隊的向心力，改善合作關係。

❋ 使用方式

每顆超七都含有七種礦物，是非常珍貴的能量水晶。配戴在右手有淨化作用，配戴在左手的話，則會發揮剩下的六種效果。

❋ 適用時機

你會被超七水晶吸引，代表你需要各種能量幫助你改變現狀。超七有七種不同的涵義，一定能實現你的心願。

❋ 特色

超七含有水晶、紫水晶、黃磷鐵礦、針鐵礦、纖鐵礦、煙晶、金紅石。所有淨化方法都適用，但不能長時間用水分和鹽分淨化，否則表面容易受損。補充能量也沒有太多限制，不要長時間曝曬在陽光下就好。

❋ 效果

超七水晶的七大效果：一、淨化；二、療癒；三、提升戀愛運；四、事業成功；五、心想事成；六、守護；七、調和。另外還能提升持有者的潛力，讓不可能化為可能。

草莓晶

享受愛人和被愛的感覺

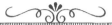

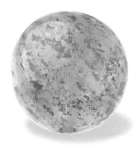

寶石的能量和效果

能量	✦✦✦✦✦
戀愛	✦✦✦✦✦
慈愛	✦✦✦✦✦

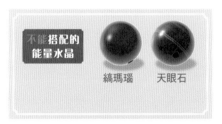

不能搭配的能量水晶

縞瑪瑙　　天眼石

✤ 推薦的搭配方式和效果 ✤

 ➕ 超七

超七適合搭配粉紅色的能量水晶，能量會變得更加柔和，待人處事也會保持和諧的心情。

 ➕ 紅紋石

這種搭配會帶給你最棒的美感和年輕活力，配戴在身上也有吸引旁人的效果，是一種非常不可思議的組合。

❋ 使用方式

女性特別適合配戴草莓晶，當然男性配戴也沒問題。建議做成墜子或手環配戴。

❋ 適用時機

你會被草莓晶吸引，代表你或許想要談一場平淡溫柔的戀愛。或者，你想要彰顯自身的女性魅力。

❋ 特色

草莓晶是水晶中內含赤鐵礦或纖鐵礦，透明的晶體中看得到紅色的絲狀礦物，是一種相當神祕又美麗的礦石。所有淨化方法都適用，但不能長時間用水分和鹽分淨化，否則表面容易受損。補充能量也沒有太多限制，不要長時間曝曬在陽光下就好。

❋ 效果

草莓晶會帶來慈愛的能量，外觀也會變得年輕又有活力，容易吸引旁人的目光。只要你保有積極進取的心態，更能感受到效果。

Morion

黑水晶

最強的避邪寶石，隨時隨地都有保護效果

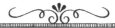

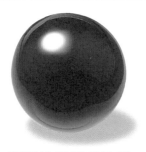

寶石的能量和效果

能量	✦✦✦✦✦
避邪	✦✦✦✦✦
淨化	✦✦✦✦✦

不能搭配的能量水晶
沒有
可以搭配任何能量水晶。

✤ 推薦的搭配方式和效果 ✤

✚ **青金石**
這種搭配方式消災解厄的效果最為強大，可以保護你不受到任何威脅。

✚ **黑髮晶**
如果你想要溫和地改變現狀，不妨嘗試這種搭配。

❋ 使用方式

配戴在右手會立刻發揮強大的淨化作用，配戴在左手也有很強的守護效果。左右手同時配戴，可以盡快達到理想的狀態。

❋ 適用時機

你會被黑水晶吸引，代表你可能對周遭的能量很敏感，健康狀態和情緒不太穩定。

❋ 特色

通體黑色，在光線下又有一絲透明感。雖然這是黑色系的能量水晶，但可以搭配任何能量水晶，使用起來相當簡便。所有淨化方法都適用，但不能長時間用水分和鹽淨化，表面容易受損。補充能量沒有太多限制，不要長時間曝曬在陽光下就好。

❋ 效果

守護效果非常強大，能徹底保護你，讓你每天過得安全又自在。也有很棒的淨化效果，能提升專注力，快速實現理想。第六感較為敏銳的人，最好一直戴在身上。

綠玻隕石

幫你消除前世的業力，解決潛藏的問題

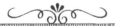

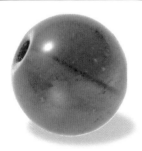

寶石的能量和效果

能量	✦✦✦✦✦
療癒力	✦✦✦✦✦
成長	✦✦✦✦✦

不能搭配的 能量水晶	**沒有** 可以搭配任何能量水晶。

✤ 推薦的搭配方式和效果 ✤

✚ 利比亞玻隕石

如果你心中一直有些芥蒂無法消除，那可能是前世的業力。這種搭配方式會幫你克服，讓你在新的舞臺上發光發熱。

✚ 琥珀

這種搭配方式會在關鍵時刻助你一臂之力，需要短期衝刺的人不妨試試看看。

❋ 使用方式

綠玻隕石的能量很強大，不習慣配戴能量水晶的人，可能會有些微不適，而且綠玻隕石也會挑主人。

❋ 適用時機

你會被綠玻隕石吸引，代表可能碰上了自己無法解決的問題。需要強大的自然能量來突破困境。

❋ 特色

綠玻隕石是天外隕石落到地球上，因為高溫和衝擊力，導致隕石和地球上的物質融合在一起，形成天然的玻璃。最初是在捷克斯洛伐克的莫爾道河發現的。所有淨化方法都適用，但不能長時間用水分和鹽淨化，否則表面容易受損。補充能量沒什麼限制，不要長時間曝曬在陽光下就好。

❋ 效果

可以克服前世的業力，能提升整體能量，也能提升潛力，改變你的意識，讓生活更加多采多姿。如果你需要特殊的力量，不妨嘗試看看。

利比亞玻隕石

療癒效果極佳，會帶給你最棒的療癒

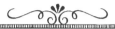

寶石的能量和效果

能量	✦✦✦✦✦
療癒力	✦✦✦✦✦
成長	✦✦✦✦✦

不能搭配的能量水晶　沒有
可以搭配任何能量水晶。

❖ 推薦的搭配方式和效果 ❖

 ➕ 月光石
這種搭配方式可以強化靈感，你會更懂得活用自己的靈感，同時也有激發潛力的作用。

 ➕ 摩根石
這種搭配方式會讓你善待自己和別人，配戴在身上有明顯的療癒效果。

✳ 使用方式

療癒力極佳，對療癒師或心理諮詢師，很有幫助。凡是要跟大眾接觸的職業都很適合。

✳ 適用時機

你會被利比亞玻隕石吸引，代表可能你想了解神祕的力量，並且活用那股力量。或許，你有機會實現這輩子的人生目標。

✳ 特色

在埃及西部開採出來的天然玻璃，比較可信的說法是，是隕石降落的衝擊形成的。所有淨化方法都適用，但不能長時間用水分和鹽分淨化，否則表面容易受損。補充能量沒什麼限制，不要長時間曝曬在陽光下就好。晶體很脆弱，請小心使用。

✳ 效果

可以淨化前世的業力，幫你弄清楚自己現在該做什麼，在全新的舞臺上發光發熱。療癒效果很棒，即使有點過度勞累，也能讓你讓你為了目標努力，並從中獲得成長。

紅寶石

給你勇氣做出熱情奔放的行動

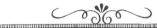

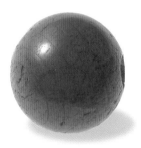

寶石的能量和效果

能量	✦✦✦✦✦
戀愛	✦✦✦✦✦
活力	✦✦✦✦✦

不能搭配的能量水晶

沒有
可以搭配任何能量水晶。

✦ 推薦的搭配方式和效果 ✦

✚ 草莓晶
這種搭配方式會提升你的吸引力，同性和異性都會喜歡你。如果你想過上充滿自信的生活，不妨嘗試看看。

✚ 紅紋石
這是一種感性又有魅力的組合，可以徹底激發你的魅力。當你想要彰顯自己的魅力時，不妨嘗試看看。

❋ 使用方式

紅寶石號稱寶石中的女王，是一種大膽又熱情的能量水晶。建議做成墜子或戒指配戴。

❋ 適用時機

你會被紅寶石吸引，代表你可能想要成為一個更加熱情奔放的人。

❋ 特色

不同產地的紅寶石，顏色也有些微的差異。有的紅寶石帶有黑色和紫色，這是寶石在形成的過程中參雜了其他礦物。所有淨化方法都適用，但不能長時間用水分和鹽分淨化，否則表面容易受損。紅寶石非常害怕陽光，補充能量不要選擇陽光。不過保管的地方要選在明亮處。

❋ 效果

戴上紅寶石，你遇到任何事情都會變得主動又積極。女性配戴會散發費洛蒙，很受異性的歡迎。而且紅寶石有助於提升領袖魅力，幫助你獲得勝利。

誕生石小常識

日本人信奉誕生石的歷史，要追溯到一九五八年，當年全國寶石批發協會制定了誕生石的種類。二〇二一年十二月修訂後，又增加了十種新的誕生石。請各位找看看，自己的誕生石是哪一種寶石。

石榴石
有改善現狀的效果。

紫水晶
人際關係會更加圓滑。

NEW
金綠貓眼
有極佳的避邪效果和洞察未來的能力。

海藍寶
賦予安心和安定感。

珊瑚
淨化負面心情，防止情緒低落。

NEW
菫青石
號稱願景之石，會幫助你達成心願。

NEW
血滴石
有提升幹勁和能量的作用。

4月

鑽石

大幅提升各種能力。

摩根石

待人接物會更加溫和慈悲。

5月

祖母綠

有極佳的療癒和情緒穩定效果。

翡翠

努力終將獲得回報，有提升健康和財運的效果。

6月

珍珠

帶給你愛情和安寧。

月光石

深化感情。

亞歷山大變色石

提升你的才幹。

7月

紅寶石

讓你充滿熱情。

榍石

拓展人脈。

8月

尖晶石

賦予你充沛的能量和活力。

橄欖石

未來將充滿希望。

紅縞瑪瑙

有消災解厄和開運的效果。

9月

NEW

紫鋰輝石
消除心靈創傷，帶給你真愛。

藍寶石
增進你的領袖魅力，讓努力得到回報。

10月

蛋白石
你的人生將有新的邂逅和轉機。

碧璽
幫你消除壓力，帶來勇氣和活力。

11月

托帕石
指引你人生方向，讓你成為一個誠信的人。

黃水晶
消除壓力，療癒身心。

12月

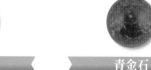

綠松石
有極佳的守護效果，對控制情緒也有幫助。

青金石
有強大的避邪效果，也能招來幸運。

NEW

NEW

坦桑石
讓你反思人生的方向，掌握開創命運的能力。

鋯石
調適你的心靈，創造穩定的人際關係。

能量水晶風水

能量水晶不只能配戴在身上，也可以當成風水道具來使用。如果你想用能量水晶來改善風水，請買原石擺在家中的各個場所。善用能量水晶，可使家中充滿能量，請嘗試看看。

用能量水晶改善風水吧

● 擺在玄關或客廳

如果你覺得自己的氣場變弱了，請在室內擺放透明尖銳的白水晶晶簇，有淨化負面能量的作用。使用晶瑩閃亮的水晶吊飾也不錯，水晶吊飾在陽光下會產生七彩虹光照耀室內，非常漂亮。而且吊在窗邊就行了，適合擺在玄關和客廳。

● 擺在客廳

客廳是一家人聚集的地方，適合擺放粉晶、紫水晶。粉晶有調適身心、賦予安心感的作用。紫水晶會促進人際關係，讓你冷靜分析對方的想法。這兩種能量水晶會緩和不安的情緒，保持心態上的從容。

● 擺在寢室

睡不好、睡眠品質不佳的人，建議在寢室擺放紫水晶。紫水晶的療癒效果，會帶給你良好的睡眠品質。另外，如果你正面臨考試或重大的考驗，想利用睡眠時間開發潛力或腦力的話，不妨使用髮晶。髮晶會帶給你堅定的心念達成目標。

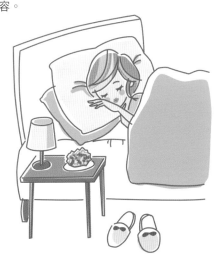

● 擺在職場

想提升工作運勢，不妨把能量水晶擺在職場或辦公桌上。想要一點變化或機運，就擺放虎眼石吧，虎眼石會給你堅定的心念和決策能力。想提升財運或達成目標，就擺放髮晶。容易被負面氣場影響的人，或是想要消災解厄的人，就擺放黑水晶或青金石吧。

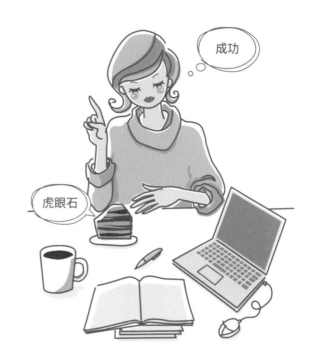

● 還有其他的應用方法！

✳ 氣凝滯不順的時候
拿一些碎石子和鹽混合在一起，撒在地板上之後清乾淨，這麼做有淨化身心和淨化該區域的作用。

✳ 房子要動土開工的時候
在土地的四個方位埋入水晶，製造結界，防止負面能量流入。準備自己蓋房子的朋友不妨嘗試看看。

✳ 想提升家中能量的時候
在房內的四方放置尖狀的能量水晶（詳見一百七十一頁），尖端要對準房間中心。這麼做有強化能量、提升房間整體氣場的效果。

活用風水知識，讓家中充滿能量

❶ 用能量水晶在家中召喚四神

在日本、中國、朝鮮，四神是掌管天地四方的神獸。北方的守護神是「玄武（龜）」，南方的守護神是「朱雀（鳳凰）」，東方的守護神是「青龍」，西方的守護神是「白虎」。四大神獸各有其象徵的顏色，也有相應的能量水晶。

西「白虎」→白水晶   在各個方位擺放合適的能量水
東「青龍」→青金石   晶，四神將會保護你的住所（有
北「玄武」→虎眼石等等   淨化作用），帶給你各種良緣和
南「朱雀」→粉晶   幸運。

❷ 在鬼門、裏鬼門擺放白水晶或紫水晶的晶簇

日本民間信仰認為，在鬼門和裏鬼門不得設置玄關、廚房，或是衛浴設施，相信不少人也都聽過這種說法。

所謂的鬼門，就是鬼（邪氣）容易入侵的東北方位。這本來是中國古代的禁忌，傳來日本後被視為「不吉利的方位」。至於裏鬼門則是鬼門（東北）的反方向，也就是西南方。在日本的陰陽道中，東北和西南的能量容易紊亂，所以裏鬼門和鬼門都是不吉利的方位。

要破除這些不好的氣場，不妨在鬼門和裏鬼門擺放白水晶或紫水晶的晶簇。家中格局正沖鬼門的人，比較會碰上人際關係或財產的問題。能量水晶會幫你淨化負面的能量。

❸ 在玄關擺放晶洞

所謂的晶洞，就是剖開的礦物中有中空的現象，大多數的晶洞內側都是紫水晶，特徵是結晶朝內側生長。

晶洞象徵繁榮，代表內部會積累許多的幸運。因此擺在玄關或客廳，家中會充滿無與倫比的能量！對提升家人健康和財運都有幫助，也有延年益壽的功效。

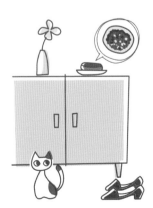

能量水晶的使用和處理方法

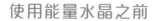

使用能量水晶之前

能量水晶會察覺你的能量，與你的能量合而為一。因此，持有者的情緒往往會直接反映在能量水晶上。持有者的情緒不穩定，能量水晶也會不穩定，進而浪費多餘的能量，消耗本身的作用。請不要過度依賴能量水晶，配戴時要先有堅定的信心和感謝之意，只要你肯好好努力，能量水晶自然會助你一臂之力。

 做成飾品配戴

如果你想做成飾品配戴，可以做成手環、項鍊、墜子、腳鍊、耳環、戒指等等（詳見一百七十五頁）。

 隨身攜帶

直接放在包包裡，受到碰撞可能會破損，請務必放在小盒子裡好好保護。

 做成小吊飾隨身攜帶

像手機這類物品，都是人與人之間的能量互相流動的戴體。能量水晶不妨做成小吊飾吊在手機上，效果非常顯著。可以搭配當下的心情或願景，改變能量水晶的種類。

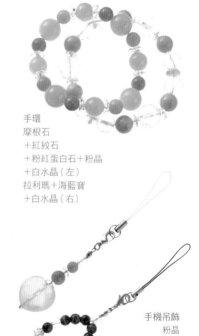

手環
摩根石
＋紅紋石
＋粉紅蛋白石＋粉晶
＋白水晶（左）
拉利瑪＋海藍寶
＋白水晶（右）

手機吊飾
粉晶
＋紅紋石
＋粉紅蛋白石
＋白水晶（上）
虎眼石＋髮晶
＋石榴石＋白水晶（下）

當作裝飾品時，放在不同場所的效用也不同。

玄關

玄關是外部能量進入家中的場所，想要消災解厄的話，在玄關擺放有守護效果的能量水晶最有效。如果想跟旁人多交流，就擺放對溝通有幫助的能量水晶。好比白水晶、紫水晶、黃鐵礦等等。

客廳

客廳最好擺放有放鬆效果的能量水晶，或是增進親情的能量水晶。好比粉晶、紫水晶、螢石等等。

寢室

寢室建議擺放有助眠效果的能量水晶，好比粉晶、紫水晶等等。

小孩房間

小孩房間不妨擺放提升專注力和增進腦力的能量水晶。好比白水晶、髮晶、綠幽靈水晶等等（最好擺放右邊這種「尖狀」的類型）。

不管你要怎麼用能量水晶，買來以後請頻繁淨化和補充能量。

另外，能量水晶沒有特定的使用期限，如果你要做成手環或腳鍊每天配戴，建議三個月換一次繩子，讓能量水晶休息一下。做成其他飾品的話，記得頻繁淨化和補充能量就好。

還有，如果你想換新的手環，而且覺得之前的能量水晶已經用不到了，請好好埋葬（詳見一百八十一頁）。改天還需要的話，重新再做一個就好。

〈能量水晶的處理方法〉

✳ 能量水晶不小心弄髒了，請用柔軟的布或衛生紙擦拭，萬一真的很髒就用水洗（害怕水分的能量水晶，不要長時間泡在水裡）。

✳ 摘下飾品的時候，請記得淨化和補充能量。

✳ 如果別人碰到你很重視的能量水晶，請盡快淨化。否則，別人的能量會汙染你的能量水晶，可能導致飾品損壞，或是能量水晶裂開。

能量水晶的保養方法

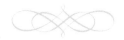

保養能量水晶有分**淨化**和**補充能量**這兩大方法。**淨化**就如同人類需要洗澡一樣，主要用來消除礦石上的髒汙污或負面能量。

補充能量就如同人類需要吃飯一樣，能量水晶也需要補給。嚴格來說，淨化和補充能量都是必須的保養手段，缺一不可。這就好像我們不洗澡會越來越髒一樣，不吃飯也不會有精神。如果你都不淨化不保養，能量水晶會逐漸疲乏。淨化一定要每天進行，而且不是你有淨化就沒事了。萬一能量水晶褪色、變形，或是表面有破損的情況下，請務必找你當初購買的店家諮詢一下。

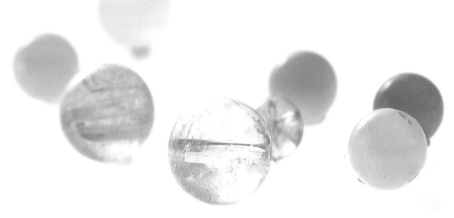

那麼，接下來介紹一般人也能進行的簡單保養方法。看哪一種方法適用你的能量水晶，你就用哪一種方法。請先挑一種能量水晶來保養吧。

✦ 能量水晶淨化法 ✦

燒白鼠尾草煙燻

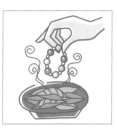

這是很萬能的淨化方法，但用火時請注意安全。最近市面上出現的白鼠尾草精華噴霧，也是很不錯的選擇。

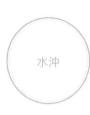
水沖

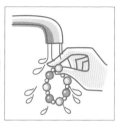

不是每一種能量水晶都能碰水，淨化時請特別留意。害怕水分的能量水晶用水沖，可能會造成表面凹凸不平。

放在鹽上

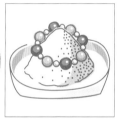

不是每一種能量水晶都怕鹽分，淨化時請特別留意。害怕鹽分的能量水晶用鹽淨化，可能會造成表面粗糙。

放在淨化圖上

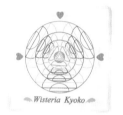
~ Wisteria Kyoko ~

這是我開發的淨化器材，放在上面就有淨化的效果，又不占空間，非常方便，而且任何能量水晶都適用。

能量水晶每天最少要淨化一次，請頻繁淨化。

能量水晶保養摘要 Q & A

Q 剛買的能量水晶可以直接戴在身上嗎？

A 不可以，剛買到的能量水晶請先淨化和補充能量。畢竟店裡的能量水晶在你買到手之前，已經接觸了許多能量。包括採掘工人的能量、加工師傅的能量、海外業者的能量、在地業者的能量、店員的能量、其他客人的能量。在你買到手之前，能量水晶就已經接觸了這麼多人的能量。

有些人認為，如果是重要對象送的能量水晶，或是送給你的人本身有強大的能量，那不淨化也沒有關係。其實，這種能量水晶也是需要淨化的。淨化只會消除負面的能量，請不必太擔心。先淨化和補充能量，然後和你的能量水晶打個招呼，告訴礦石你的願景是什麼。

能量水晶補充能量的方法

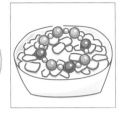

放在
碎石子或
原石上

放在充滿能量的石頭上，本身就有提高能量的效果。

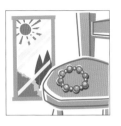

日光浴

放在日照良好的窗邊（室內），讓能量水晶隔著玻璃曬太陽。若想直接曝曬在陽光下，不要曝曬太長的時間。有些能量水晶不喜歡陽光，請特別留意。

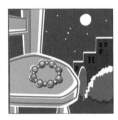

月光浴

這是一種萬能的保養方法，尤其滿月的時候月光能量達到巔峰，就算天上烏雲密布，看不見月亮也沒關係，礦石還是吸收得到月光的能量。要做月光浴的話，請一定要拿到戶外直接吸收月光。放一整晚特別有效（不方便拿到室外，放在窗邊也行）。

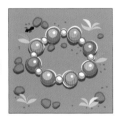

放在
土地上

這也是萬能的保養方法，只不過萬一弄髒的話，必須用水清洗，有些能量水晶害怕水分，清洗或擦拭要格外小心。

（注意事項）拿來淨化能量水晶的碎石或原石，本身也需要淨化。基本上各種石頭多少都有自我淨化的作用，但並非永恆。而且淨化能力也有衰退的可能，偶爾也要拿去曬太陽或吸收月光能量。

能量水晶保養摘要 Q & A

Q 我的能量水晶變色了怎麼辦……？

A 能量水晶變色有兩種可能，第一種是礦石的能量極為活躍靈動，這種情況就沒什麼好在意的。這代表你很珍惜能量水晶，能量水晶也報答了你的心意。如果你的能量水晶顏色比剛買來時更加鮮豔光彩，這就是能量活躍的證明。

第二種是能量水晶疲乏，充滿了負面能量。例如：整顆礦石褪色了，或是感覺出灰灰的。如果你繼續戴在身上，礦石會吸收你的能量來補匱乏的能量。因此配戴這種變色的能量水晶，你會感到疲倦，配戴的部位也會有疼痛或麻癢的感覺，運勢也將顯著下滑。遇到類似的情況，請埋葬能量水晶，讓它回到打自然的歸宿吧。記得懷抱感恩的心情，放入河川或大海中，不然埋在土裡也行。

能量水晶飾品

✦ ✱ ✦

把晶瑩剔透的能量水晶戴在身上，可以確實感受到當中的能量。
以下介紹幾種我個人推薦的配戴方法。

手環
（配戴在左手）

左手是氣脈的入口，最好配戴有守
護效果和開運效果的能量水晶。所
有的能量水晶都可以配戴在左手，
有輔助未來和現在的效果。

愛心手環
使用心形的能量水晶，
提升戀愛運勢
（紅紋石＋月光石
＋粉晶＋白水晶）

職涯手環
提升你的工作運勢，
讓你變得更加堅強有韌性
（髮晶＋虎眼石＋黃水晶＋
白水晶）

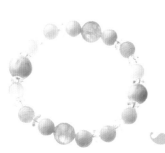

優越手環
能量水晶顧問開發的原創搭
配方式，適合每一個人使用
（拉利瑪＋月光石＋海藍寶
＋藍紋瑪瑙＋紫水晶＋白水
晶）

手環
（配戴在右手）

右手是氣脈的出口，最好配戴有淨
化效果的能量水晶。白水晶或綠幽
靈水晶可以配戴在右手，有淨化過
去和去除負面能量的作用。

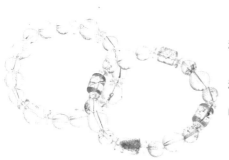

淨化手環（左）
（白水晶）

淨化手環（右）
（綠幽靈水晶＋
白水晶）

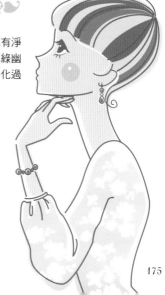

腳鍊
〈戴在腳踝上〉

腳也是氣脈的出口,最好配戴有淨化效果的能量水晶。想配戴開運腳鍊的話,請戴在左腳腳踝上。

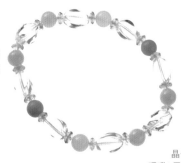

溝通力腳鍊
（白水晶＋海
藍寶＋薰衣草紫
晶＋海藍玉髓＋藍紋
瑪瑙＋天使石）

耳環

耳朵是氣脈的入口,可以配戴任何能量水晶。會搖晃的種類更容易招來好運。

項鍊・墜子

脖子是氣脈的入口,可以配戴任何能量水晶。而且戴在脖子上容易感受到寶石的吸引力和守護效果。再者能量水晶離喉嚨很近,會消除你對說話的抗拒感。

使用細碎寶石的
特殊項鍊
黃水晶（上）
摩根石（下）

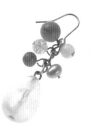

戀愛邱比特耳環
（粉晶＋紅紋石
＋粉紅蛋白石
＋白水晶＋珍珠）

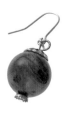

奢侈用上大顆礦石的星
光耳環
（紫龍晶）

黑尖晶石項鍊
小顆又好用的類型,搭配墜子效果更好,想提升活力不妨嘗試看看。

搭配黑尖晶石項鍊的墜子

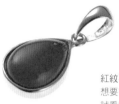

青金石墜子
想要開運或消災解厄，
不妨嘗試看看。

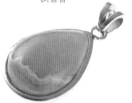

紅紋石墜子
想要有全新的氣象，不妨嘗
試看看。

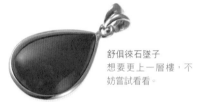

舒俱徠石墜子
想要更上一層樓，不
妨嘗試看看。

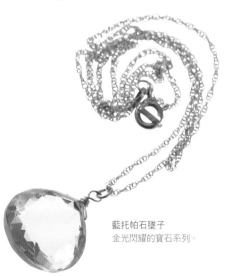

藍托帕石墜子
金光閃耀的寶石系列。

製作手環的方法

◆✳◆

❶測量自己的手腕有多粗。

❷量出來以後再多加兩公分，將
能量水晶排列成這個長度（這樣
戴上去剛剛好，當然你也可以調
整自己喜歡的尺寸）。

❸用彈性線串好

❹繩結要打緊。
※沒打緊的話容易鬆開，請務必
打緊。

❺剪掉多餘的線頭。

❻在打結的地方沾上一點黏著
劑，線頭塞進旁邊的礦石中。

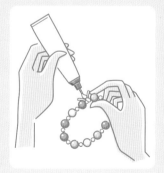

完成！

能量水晶的挑選和使用方法

Q
能量水晶越大顆，
效果就越好嗎？

A 關鍵是要
適合你的體格。

當然，越大顆的能量水晶效用也越強大，但尺寸太大使用起來也不方便。你不妨先配戴看看，再選擇戴起來感覺最合適的尺寸。新手比較容易感受到寶石的能量，先從尺寸小的戴起，之後慢慢換大的尺寸，這也是一種樂趣。

Q
昂貴的寶石
效果比較好嗎？

A 依照你的願景
來做選擇。

能量水晶的價格取決於等級和挖掘出的數量，因此不見得貴的就一定比較好。不過，能量水晶會反映持有者的心思，先觀想自己功成名就以後，會選擇什麼價位的能量水晶，以此為基準來挑選，更容易有開運的效果。

Q
戴著睡覺
沒關係嗎？

A 建議戴著
睡覺。

能量水晶基本上都有淨化的作用，戴在身上就寢，睡眠品質會更好，也有促進體內淨化的作用。如果你實在不喜歡睡覺時配戴，不妨放在枕邊試看看。另外，有些能量水晶不適合在睡覺時配戴，尤其是那些能量特別強勁、有積極進取作用的能量水晶，可能會害你沒辦法好好放鬆休息。這時候，請另外準備休息時專用的手環。

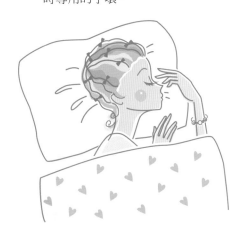

Q

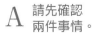

**我戴在手上
結果手會痛……**

A 請先確認
兩件事情。

戴在手上會痛有幾種可能，我先
介紹以下兩種。一種是能量水晶
疲乏了，開始散發負面的能量。
這時候你要先確認礦石的狀態，
好好進行淨化和補充能量。如此
一來就能解決你的問題了。還有
一種情況是，能量水晶的能量太
強大，壓過了你的能量。這時候
不妨換一個款式或造型，重新做
一款飾品。

Q

**什麼時候
要更換新的寶石？**

A 當你想要改變自己，
就可以更換。

當你想要改變自己，就可以更換
能量水晶。另外，定期更換也有
除舊布新的作用。建議參考你的
生理狀態來選擇更換時機。只不
過，手環是長時間配戴的飾品，
彈性線容易耗損斷裂，最好三個
月替換一次。

Q

**洗澡
要拿下來嗎？**

A 有些能量水晶害怕水分
和洗潔劑，請務必拿下來。

有些能量水晶害怕沐浴乳和洗潔
劑，甚至有的根本不能碰到水，
所以洗澡的時候還是拿下來吧。

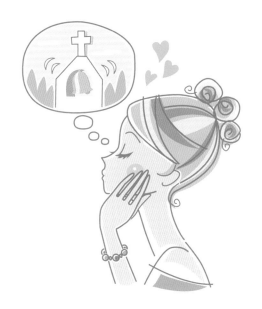

Q 想跟男友配戴一樣
的礦石行嗎？

A 兩人配戴一樣的礦石，
保證幸福又甜蜜。

情侶配戴一樣的能量水晶，彼此
的能量會產生共鳴，生活會變得
更加幸福。不過，單單配戴在身
上是沒用的，最重要的還是要關
懷彼此。

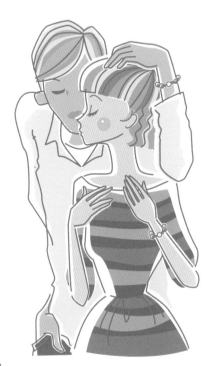

  Q 手串斷了
是不好的徵兆嗎？

A 這是讓你
了解現狀的訊號。

能量水晶的彈性線（或棉線）自
然斷裂，導致礦石散落的現象並
不少見，可能是以下幾種原因造
成的。第一，能量水晶疲乏，在
線斷裂之前消耗了過度的能量。
這其實是很神奇的現象，也許能
量水晶發揮了守護作用，代你承
受了災厄。第二，你和能量水晶
相沖，斷裂是在告訴你，該換新
礦石了。當然，線單純耗損也有
可能斷掉。無論是哪一種情況，
都不是不好的徵兆，只是在告訴
你現狀罷了。

  Q 我想替寵物戴
可以嗎？

A 不少人都做成
項圈給寵物戴。

先不管寵物（貓或狗）適合哪一
種能量水晶，那是你心愛的寵
物，你應該先了解目前的需要才
對。很多養寵物的人，會把能量
水晶做成項圈給寵物配戴。

＊編註：寵物戴項圈有風險，請謹慎評
估。

Q

礦石功成身退以後，
該怎麼處理？

A 讓它回歸
大自然吧。

一旦礦石失去能量，再也發揮不
出效果，請抱著感恩的心情埋葬
它吧。所謂的埋葬就是回歸大自
然。以下介紹兩種方法。
〈放入河川中〉
用來淨化悲傷的能量水晶，請放
水流。
〈埋進土裡〉
使用很久的能量水晶，不要放進
盆栽的土壤裡，請埋在庭院的土
地就好。如果你住的是公寓，請
拿到自然環境較豐富的場所。被
大地淨化過的能量水晶，會發揮
守護的效果。

Q

礦石碎裂
該怎麼辦？

A 懷抱感恩的心情，
讓它回歸自然吧。

如果手串的其中一顆礦石碎裂
了，可能跟繩子斷裂的原因一
樣。碎裂的能量水晶請好好埋葬
吧。

Q

不小心丟進
洗衣機洗了……

A 請先細心地淨化
和補充能量。

很多人都跑來問我，他們不小心
把手串放進洗衣機清洗，該如何
是好。能量水晶容易被洗潔劑侵
蝕，一定要慎重處理才行。首先
請先細心地淨化和補充能量，如
果能量恢復了，那就沒關係，沒
恢復的話，請懷抱感恩的心情埋
葬它吧。

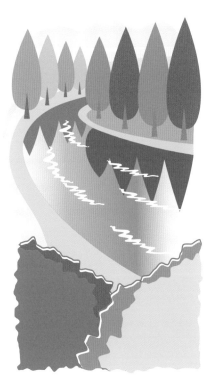

索引

能量水晶搭配大事典

打造專屬夢想顯化手串，水晶功效、生命靈數擇石、混搭禁忌完全公開
增補版 パワーストーン使いこなし事典

作　　　者	能量水晶諮詢師協會（一般社団法人パワース
	トーンカウンセラー協会）代表理事市川恭子
翻　　　譯	葉廷昭
封 面 設 計	比比司
內 頁 排 版	高巧怡
行 銷 企 劃	蕭浩仰、江紫涓
行 銷 統 籌	駱漢琦
業 務 發 行	邱紹溢
營 運 顧 問	郭其彬
編 輯 協 力	石曉蓉
副 總 編 輯	劉文琪
出　　　版	地平線文化／漫遊者文化事業股份有限公司
地　　　址	台北市103大同區重慶北路二段88號2樓之6
電　　　話	(02) 2715-2022
傳　　　真	(02) 2715-2021
服 務 信 箱	service@azothbooks.com
網 路 書 店	www.azothbooks.com
臉　　　書	www.facebook.com/azothbooks.read
發　　　行	大雁出版基地
地　　　址	新北市231新店區北新路三段207-3號5樓
電　　　話	(02) 8913-1005
訂 單 傳 真	(02) 8913-1056
初 版 一 刷	2024年7月
初 版 二 刷	2024年9月
定　　　價	台幣499元

ISBN　978-626-98787-0-3

增補版　パワーストーン使いこなし事典
© POSCA 2023
Originally published in Japan by Shufunotomo Co., Ltd.
Translation rights arranged with Shufunotomo Co., Ltd.
Through Future View Technology Ltd.

國家圖書館出版品預行編目(CIP) 資料

能量水晶搭配大事典：打造專屬夢想顯化手串, 水晶功
效、生命靈數擇石、混搭禁忌完全公開/ 市川恭子著；
葉廷昭譯. – 初版. – 臺北市：地平線文化, 漫遊者文化事
業股份有限公司出版；新北市：大雁文化事業股份有限
公司發行, 2024.07
面；　公分
譯自：增補版 パワーストーン使いこなし事典
ISBN 978-626-98787-0-3（平裝）
1.CST: 另類療法 2.CST: 水晶 3.CST: 寶石 4.CST: 能量
418.99　　　　　　　　　　　　　　113009328

漫遊，一種新的路上觀察學
www.azothbooks.com
漫遊者文化

大人的素養課，通往自由學習之路
www.ontheroad.today
遍路文化・線上課程

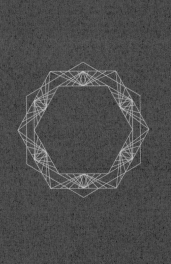

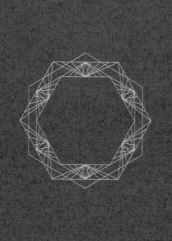

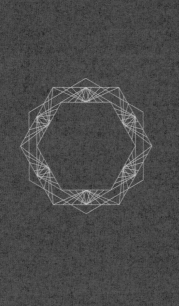

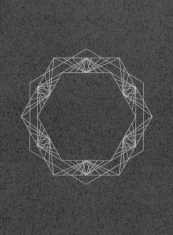